TEO

Um olhar além do Transtorno do Espectro Autista

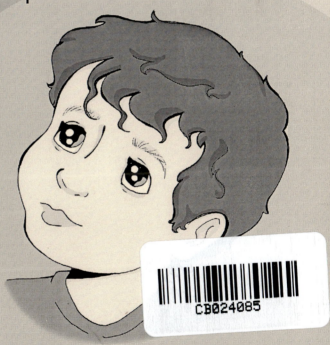

Valeska Magierek
Organizado por Adamir Moreira Assis

Editora Appris Ltda.
1.ª Edição - Copyright© 2024 dos autores
Direitos de Edição Reservados à Editora Appris Ltda.

Nenhuma parte desta obra poderá ser utilizada indevidamente, sem estar de acordo com a Lei nº 9.610/98. Se incorreções forem encontradas, serão de exclusiva responsabilidade de seus organizadores. Foi realizado o Depósito Legal na Fundação Biblioteca Nacional, de acordo com as Leis n°s 10.994, de 14/12/2004, e 12.192, de 14/01/2010.

Catalogação na Fonte
Elaborado por: Josefina A. S. Guedes
Bibliotecária CRB 9/870

M194t
2024

Magierek, Valeska
  TEO: um olhar além do transtorno do espectro autista / Valeska Magierek; organizado por Adamir Moreira Assis; Ilustrações e projeto gráfico Bruna de Faria. – 1. ed. – Curitiba: Appris, 2024.
  110 p. : il. color. ; 21 cm.

  Inclui referências.
  ISBN 978-65-250-6032-3

  1. Autismo. 2. Transtornos do neurodesenvolvimento. 3. Transtornos do espectro autista. I. Assis, Adamir Moreira. II. Título.

CDD – 616.85882

Livro de acordo com a normalização técnica da ABNT

Appris
editora

Editora e Livraria Appris Ltda.
Av. Manoel Ribas, 2265 – Mercês
Curitiba/PR – CEP: 80810-002
Tel. (41) 3156 - 4731
www.editoraappris.com.br

Printed in Brazil
Impresso no Brasil

um menino chamado TEO

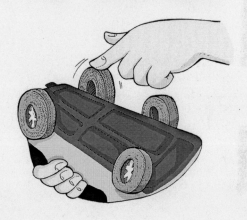

Valeska Magierek
Organizado por Adamir Moreira Assis
Ilustrações e projeto gráfico: Bruna de Faria

Appris
editora

FICHA TÉCNICA

EDITORIAL
Augusto Coelho
Sara C. de Andrade Coelho

COMITÊ EDITORIAL
Marli Caetano
Andréa Barbosa Gouveia - UFPR
Edmeire C. Pereira - UFPR
Iraneide da Silva - UFC
Jacques de Lima Ferreira - UP

SUPERVISOR DA PRODUÇÃO
Renata Cristina Lopes Miccelli

PRODUÇÃO EDITORIAL
Bruna Holmen

REVISÃO
Marcela Vidal Machado

DIAGRAMAÇÃO
Bruno Ferreira Nascimento
Bruna de Faria

ILUSTRAÇÕES
Bruna de Faria

CAPA
Jhonny Alves

REVISÃO DE PROVA
Jibril Keddeh

AGRADECIMENTOS

Agradeço a todos aqueles que comigo estiveram ao longo da vida. Agradeço a Deus pelas bênçãos diárias, à minha família (minha mãe Sebastiana, meu esposo Adamir e filhos – André, Artur e Amanda [*in memoriam*]) pelo amor incondicional, a Vida pela possibilidade de renascimento, às famílias que a mim confiaram suas angústias e seus tesouros e aos meus pacientes pelas lições e transformações.

PREFÁCIO

Honrado, tenho a satisfação de apresentar este livro escrito pela maestria de profissionais incomuns, que se destacam na área das Ciências Humanas, trazendo como mote a história de TEO, um menino que na sua existência terrena traz uma diferença: um transtorno do neurodesenvolvimento, diagnosticado como TEA – Transtorno do Espectro Autista. A abordagem começa em um estilo de crônica, temperada por uma narração poética, ao mesmo tempo argumentativa e reflexiva, contextualizada na vida real, permeada de sonhos, expectativas, preparos, cuidados e detalhes para a chegada de um filho desejado e esperado com amor.

Os autores, que caminham juntos na trajetória da materno-paternidade e na vivência clínica, trazem na história de TEO uma postura de cumplicidade com os pais da criança, quando os fatos e especificidade da criança revelam aos especialistas um diagnóstico que coloca frente a frente o sonho e a realidade terapêutica: a criança é autista! E agora? Diante desse espectro que vem se multiplicando em todo o mundo, com índices cada vez maiores de pessoas diagnosticadas, surgem perguntas que não querem calar: como lidar com a necessidade de tratamento, orientação, acolhimento, consolo, convivência, aceitação e tantas outras?

Esta obra abre um horizonte ilimitado, para responder às principais dúvidas, cujas respostas são aqui explicadas de forma didática, concisa, para auxiliar aqueles que se interessam por entender e aprender a lidar com o autismo. A jornada do transtorno é colocada em ordem: diagnóstico, reabilitações, adaptações e... o preconceito! Os desafios são aprendizados, as escolhas de como agir redundam em adaptações, a paciência traz esperança, a empatia gera tolerância, a cooperação possibilita a ressignificação daquilo que se sente, pensa e faz. Contudo, é a fé que sustenta o relacionamento humano com a perspectiva de que é possível amealhar a sabedoria para as relações interpessoais saudáveis no seio da família. É aprendendo a cuidar da pessoa durante seu desenvolvimento infantil que será possível colaborar para que ela consiga adquirir habilidades e capacidades, visando à construção da sua funcionalidade como indivíduo. Aqui estão contidos os conhecimentos básicos: conceitos, causas prováveis, critérios diagnósticos, comportamentos, sinais, sintomas, tratamentos e prognósticos para que se saiba lidar com o tema, principalmente nos primeiros 1.000 dias da criança, que marcam a complexa rede neuronal que a acompanhará por toda a sua vida.

Para além de todas as técnicas e saberes acadêmicos multidisciplinares, dos quais os autores são mestres, trazem aqui a certeza de que, para superar dificuldades, diferenças, medo, dor, vergonha, cansaço e solidão, o principal alicerce é o amor incondicional, base incomensurável para a aceitação, terapêutica e superação. Por derradeiro, os autores esclarecem que não há receitas prontas, abrindo um portal teísta, no qual apontam a caminhada espiritual: "Somente Deus, uma força maior dentro de cada um de nós (a espiritualidade) pode sustentar o peso das frustrações, dos limites, das dificuldades e da exclusão. É Ele quem conduz a família, a criança e os especialistas". Tenho certeza de que este livro, fruto da dedicação, estudos e práticas dos professores Valeska e Adamir, abrirá as portas do entendimento para quem tiver a bendita oportunidade de lê-lo!

Luciano Alencar da Cunha

Advogado (UNIPAC Barbacena), especialista em Direito Processual e em Direito Civil, mestre em Direito (Universidade Gama Filho), doutor em Ciências Jurídico-Sociais (Universidad Del Museo Social Argentino) e professor universitário.

APRESENTAÇÃO

O Transtorno do Espectro Autista (TEA) talvez seja o maior desafio deste século para pais e especialistas. Sua heterogeneidade e complexidade exigem muito mais do que teoria e técnicas, nem sempre suficientes e eficazes. O TEA exige que embarquemos nesta jornada com amor, alma, empatia e conhecimento.

Do diagnóstico às tentativas de restabelecimento de uma rotina possível há um limbo de incertezas, medos e limitações.

E este livro traz um pouquinho desse universo desafiador que é o TEA. Desafiador, apaixonante e destemido, tais como aqueles que se dedicam diariamente à compreensão e às batalhas diárias em busca de dignidade para famílias e pacientes.

Paz e Bem a todos!

Valeska Magierek
Neuropsicóloga, professora, estudante e mãe

SUMÁRIO

UM MENINO CHAMADO TEO 13

PERGUNTAS FREQUENTES SOBRE O TRANSTORNO DO ESPECTRO AUTISTA (TEA) 65

    O DESENVOLVIMENTO INFANTIL............................... 67

    O QUE É O TEA? 71

    QUANDO APARECE O TEA?..................................... 75

    QUAIS SÃO OS PRINCIPAIS SINAIS DO TEA? 81

    O QUE CAUSA O TEA?.. 85

    EXISTEM MEDICAMENTOS ESPECÍFICOS PARA O TEA?................ 87

    O TEA TEM CURA? 89

    QUAL É A IMPORTÂNCIA DO DIAGNÓSTICO PRECOCE DO TEA? 91

    TODA PESSOA COM TEA É SUPERDOTADA OU MUITO INTELIGENTE?..... 93

    EXISTE ALGUM TRATAMENTO OU ALGUMA METODOLOGIA 100% EFICAZ NO TRATAMENTO DO TEA? 95

    DO QUE PRECISAMOS QUANDO SE TRATA DE TEA? 97

UM OLHAR ALÉM DO TRANSTORNO DO ESPECTRO AUTISTA (TEA)...99

REFERÊNCIAS.. 105

um menino chamado TEO

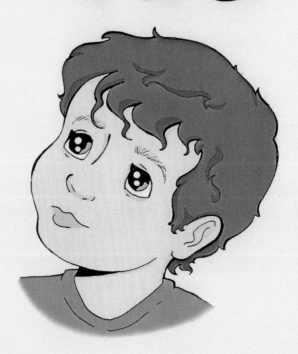

TUDO ESTAVA PREPARADO PARA A CHEGADA DE TEO.

SUA MÃE HAVIA SE PREPARADO MUITO TEMPO ANTES: CUIDOU DE SUA SAÚDE, PREPAROU A CASA PARA A VINDA DE SEU FILHO TÃO DESEJADO E JÁ AMADO, DEDICOU-SE A CADA DETALHE PARA AQUELA FASE QUE MUDARIA TOTALMENTE A VIDA DELA.

SEU PAI TINHA AJUDADO A MÃE NOS PREPARATIVOS: FEZ O QUARTO, OS MÓVEIS, CONSTRUIU PARA O FILHO OS BRINQUEDOS DE SUA INFÂNCIA, DEIXOU CADA CANTINHO TAL COMO DESEJAVA.

MESES ANTES DO NASCIMENTO, OS PAIS ESCOLHERAM SEU NOME. TEO ERA A REALIZAÇÃO DE UM SONHO QUE SONHARAM JUNTOS! O FILHO QUE TRARIA AINDA MAIS ALEGRIAS ÀQUELA CASA!

SEU QUARTO PARECIA UM CANTINHO DE CÉU: TODO AZUL, COM NUVENS BRANCAS A PASSEAR PELAS PAREDES, SEU BERÇO TODO BRANQUINHO ESPERAVA POR AQUELE ANJO, CUJA MÃE SONHAVA COM SEU ROSTINHO, SUAS ROUPINHAS JÁ NOS ARMÁRIOS, O ENXOVAL COM O QUAL SAIRIA DA MATERNIDADE. TUDO, ENFIM, ESPERAVA POR TEO.

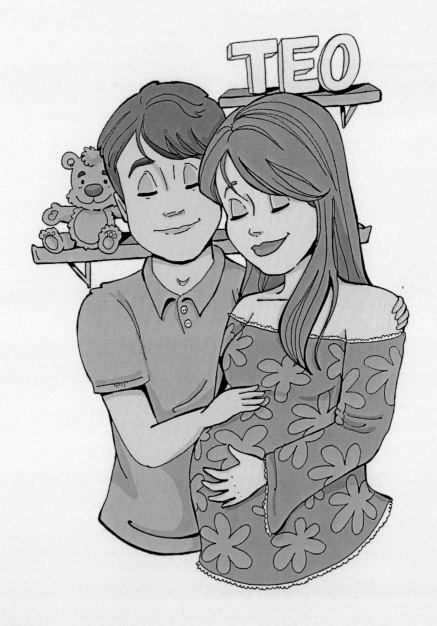

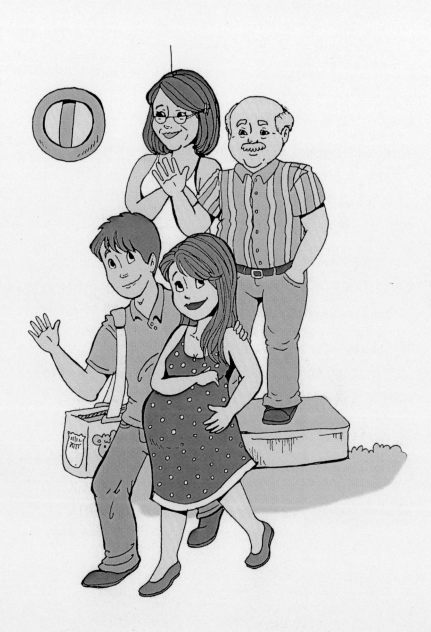

A ÚLTIMA SEMANA FOI DE MUITA ANSIEDADE PARA TODOS: A FAMÍLIA INTEIRA AGUARDAVA A CHEGADA DO PEQUENO TEO E, COM ELE, A ALEGRIA QUE UMA CRIANÇA TRAZ PARA TODOS AO SEU REDOR!

A MALA DA MATERNIDADE ESTAVA PRONTA. HAVIA CHEGADO O GRANDE MOMENTO! TANTA ESPERA, TANTA PREPARAÇÃO... E DALI A POUCO ELE ESTARIA NOS BRAÇOS DE SEUS PAIS!

O CAMINHO DA MATERNIDADE PARECEU MAIS LONGO QUE O HABITUAL. OS MINUTOS DEMORAVAM A PASSAR E A ANSIEDADE AUMENTAVA CADA VEZ MAIS.

OS PAIS SE ENTREOLHAVAM FELIZES, MAS APREENSIVOS. ESTAVAM CHEGANDO À RETA FINAL! AQUELE SONHO QUE PARECIA TÃO DISTANTE ESTAVA PRESTES A SER REALIZADO. FORAM MUITOS ANOS DESEJANDO E ESPERANDO POR AQUELE MOMENTO.

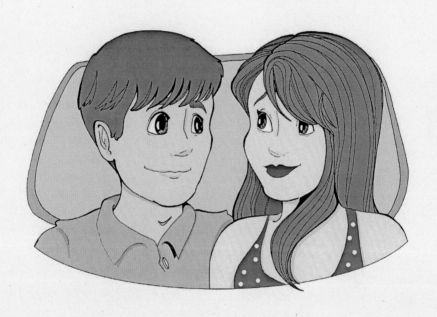

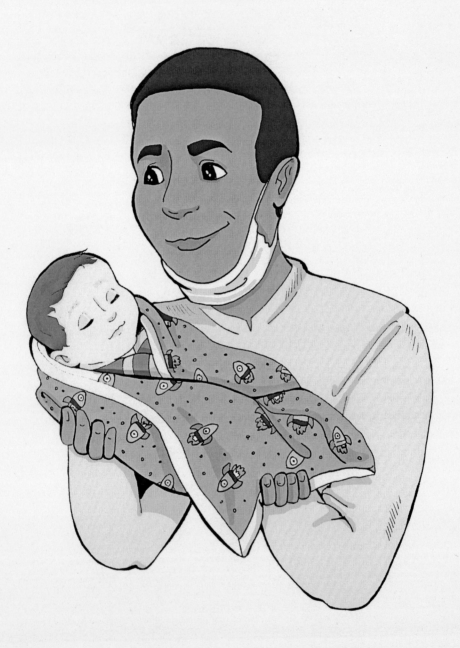

NAQUELA INFINIDADE DE SEGUNDOS E SILÊNCIO OUVIU-SE UM CHORO FRAQUINHO, QUE SE SEGUIU DE APREENSÃO. MAS LOGO OS PAIS DE TEO PUDERAM RESPIRAR AO OUVIR O MÉDICO DIZER QUE ESTAVA TUDO BEM! ERA UM MENINÃO E ESTAVA TUDO BEM!

SEGUIU-SE A ISSO O TÃO SONHADO PRIMEIRO CONTATO, AQUELE QUE JAMAIS SE ESQUECE: O FILHO NOS BRAÇOS DE SUA MÃE!

E ERA UM MISTO DE LÁGRIMAS E RISOS! E ERA UM MISTO DE ALEGRIA E AMOR! E ERA A REALIZAÇÃO DE UM SONHO!

TÃO LOGO PUDERAM, MÃE E FILHO FORAM PARA O QUARTO. MÃE FELIZ E EXAUSTA; TEO CHEIO DE FOME!

ERA O MOMENTO MÁGICO DO RECONHECIMENTO, DE UM E DE OUTRO. O RECONHECIMENTO DO CHEIRO, DO GOSTO, DO CALOR, DO AFETO FORA DO ÚTERO MATERNO. NADA MAIS EXPRESSIVO QUE A NATUREZA RECONHECENDO SEUS SEMELHANTES.

E AQUELE MOMENTO PARECIA CONGELAR, TAMANHA TERNURA E AFETO NAQUELA ATMOSFERA DE AMOR!

TODA MÃE ESPERA PELO MOMENTO DE SEGURAR SEU FILHO NOS BRAÇOS E AMÁ-LO INCONDICIONALMENTE. TODA VEZ QUE NASCE UMA CRIANÇA, NASCE UMA MÃE CAPAZ DE TRANSPOR QUAISQUER BARREIRAS QUE IMPEÇAM O DESENVOLVIMENTO E A FELICIDADE PLENOS DE SEU FILHO!

E NÃO HÁ NADA MAIS POTENTE E SUBLIME QUE A FORÇA DO AMOR DE UMA MÃE!

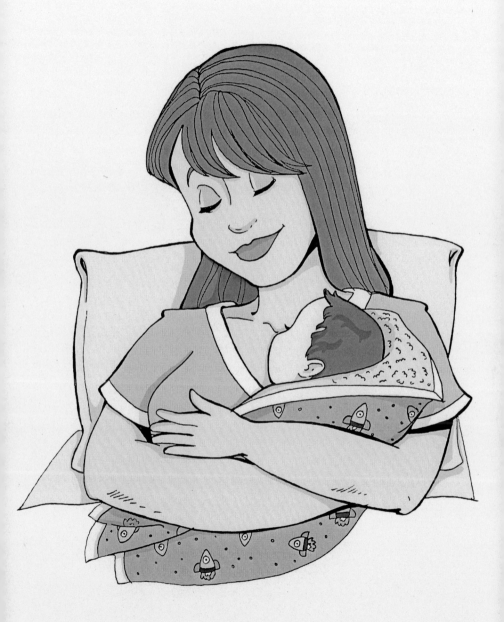

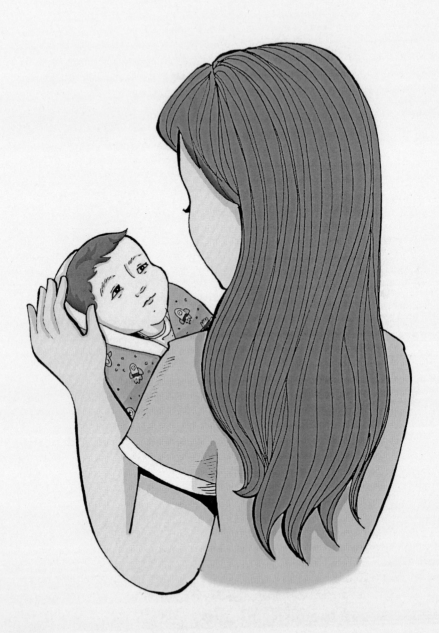

E NAQUELE MOMENTO DE RECONHECIMENTO E DEVOÇÃO, OS OLHARES DE MÃE E FILHO SE CRUZARAM POR UM INSTANTE. MAS UM MISTO DE FRIO E MEDO PASSOU PELA ALMA DELA, COMO UM RAIO A CRUZAR A NOITE ESCURA E CHUVOSA. UM MEDO QUE NÃO SE EXPLICA.

EM MEIO A TANTO DESEJO, TANTOS SONHOS E TANTO AMOR, A MÃE SENTIU UM MEDO QUE NÃO SABIA O QUE ERA. SUA REAÇÃO MAIS QUE IMEDIATA FOI A DE ABRAÇAR AINDA MAIS SEU FILHO QUE ACABARA DE NASCER!

Aquela foi a primeira noite de muitas outras que viriam. Teo exigia atenção o tempo todo, parecia ter fome o tempo todo e o tempo todo parecia que algo o incomodava.

A mãe, embora exausta, nutria o filho de todas as formas, na intenção de que ambos pudessem viver toda a plenitude da vida em comum que teriam a partir daquele momento.

E o primeiro mês de uma criança traz novidades, alegrias, medos e cansaço. Uma intensa adaptação à vida!

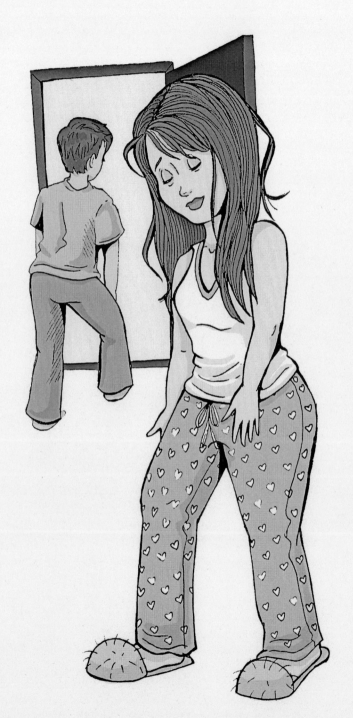

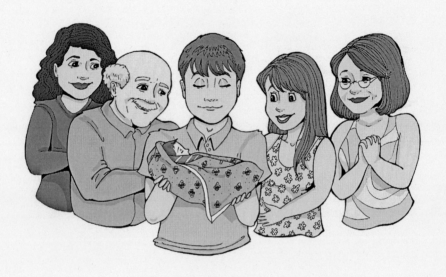

Chegaram em casa ansiosos por apresentarem a Teo tudo aquilo que haviam preparado: as roupas, os brinquedos, o quarto, o amor!

A família inteira, pais, avós e tios estavam presentes para o grande momento da chegada dele! E ele chegou embrulhadinho tal como um presente nos braços do pai, que o segurava como a um troféu!

A mãe estava ao seu lado; e ao seu lado passariam por muitos momentos ao longo da vida...

A FESTA, COM A CHEGADA DE TEO EM CASA, DEMOROU ATÉ TARDE. PAI, MÃE E CRIANÇA ESTAVAM CANSADOS. PRECISAVAM DE UM MOMENTO DE SILÊNCIO E QUIETUDE.

A MÃE PREPAROU O PRIMEIRO BANHO PARA SEU FILHINHO. O PAI COLOCAVA A CASA EM ORDEM.

TEO NÃO PARAVA DE RESMUNGAR. ESTAVA CANSADO, QUERIA TUDO E NADA AO MESMO TEMPO.

NO BANHO CHOROU MUITO. PAI E MÃE SE PREOCUPARAM COM A TEMPERATURA DA ÁGUA, COM O TEMPO DE BANHO, COM A TEXTURA DA TOALHA. TUDO ESTAVA DE ACORDO, TAL COMO O PEDIATRA E AS AVÓS RECOMENDARAM. MAS TEO CONTINUAVA INQUIETO. NADA PARECIA ACALENTAR AQUELE MENINO.

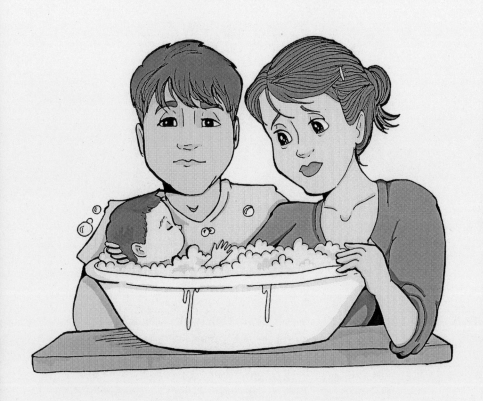

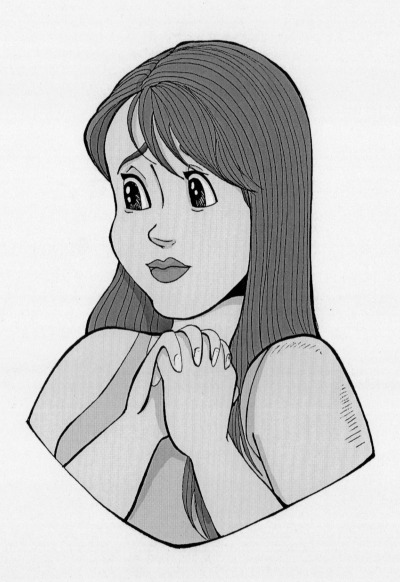

AQUELA NOITE FOI DIFÍCIL COMO TODAS AS OUTRAS QUE SE SEGUIRAM. TEO CHORAVA MUITO, UM CHORO DIFERENTE. POUCA COISA O DISTRAIA E O INTERESSAVA.

A MÃE NOTAVA CERTA INDIFERENÇA EM SEU COMPORTAMENTO. AS OUTRAS CRIANÇAS DA MESMA IDADE PARECIAM TER UM DESENVOLVIMENTO DIFERENTE DO DE TEO. OU SERIA O INVERSO?!

TODA VEZ QUE A MÃE OBSERVAVA, O MESMO FRIO QUE SENTIU NO DIA EM QUE ELE NASCEU APARECIA E ELA TENTAVA OCUPAR SEUS PENSAMENTOS DE OUTRAS FORMAS. MAS HAVIA ALGUMA COISA NO SEU TEO QUE ERA DIFERENTE. ELA NÃO SABIA O QUÊ, MAS SENTIA QUE HAVIA ALGO DIFERENTE.

O TEMPO PASSOU E, APESAR DE TODAS AS DIFICULDADES, A FAMÍLIA DE TEO PREPARAVA A FESTA DE ANIVERSÁRIO DE 1 ANO! A MÃE E AS TIAS PASSARAM MESES PREPARANDO CADA DETALHE! TUDO CONFECCIONADO COM O MAIOR CARINHO.

TODOS ESPERAVAM QUE A CHEGADA DO PRIMEIRO ANINHO VIESSE ACOMPANHADA DE MOMENTOS DE TRANQUILIDADE. AS TIAS-AVÓS DIZIAM QUE DEPOIS DO PRIMEIRO ANIVERSÁRIO A CRIANÇA SE TRANSFORMA E TUDO FICA MAIS FÁCIL.

E A MÃE DE TEO ESPERAVA ANSIOSA POR ESSE MOMENTO, JÁ QUE DESDE O DIA DO NASCIMENTO AS NOITES E OS DIAS TRAZIAM CONSIGO O CANSAÇO, A INCERTEZA E O MEDO. MEDO AINDA SEM NOME, MAS JÁ CHEIO DE SINAIS.

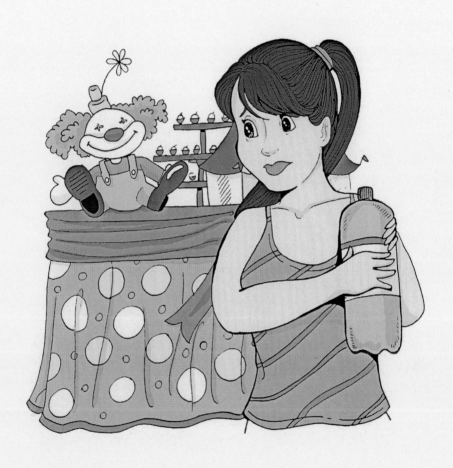

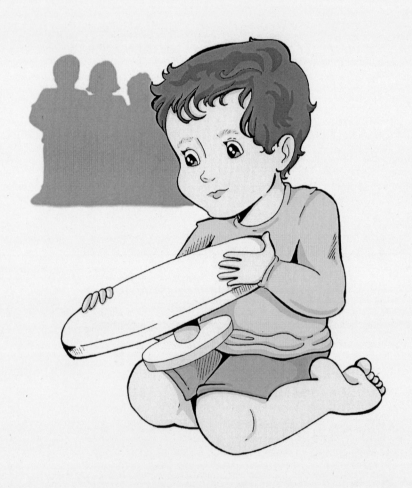

NO DIA DA FESTA TEO ESTAVA LINDO! MAS ELE PARECIA NÃO SE IMPORTAR COM TANTA "FESTA" AO SEU REDOR: MUITA GENTE FALANDO ALTO E AO MESMO TEMPO, MUITA GENTE DIFERENTE, MUITA GENTE QUERENDO PEGÁ-LO NO COLO. E TEO SÓ CHORAVA.

OS PAIS SE REVEZAVAM PARA TENTAR ACALMÁ-LO. AS TIAS-AVÓS JUSTIFICAVAM DIZENDO QUE ELE NÃO ESTAVA ACOSTUMADO COM O MUNDO DE GENTE GRANDE, MAS QUE AQUILO TUDO PASSARIA. OUTROS COMEÇAVAM A DESCONFIAR QUE TEO JÁ ESTAVA MIMADO DEMAIS.

CERTO É QUE TEO NÃO APROVEITOU SEU PRIMEIRO ANIVERSÁRIO: TEVE MEDO DOS BALÕES COLORIDOS E DOS PALHAÇOS, O SOM ALTO INCOMODAVA SEUS OUVIDOS, NÃO GOSTAVA DO COLO DAS PESSOAS PARA ELE DESCONHECIDAS, O PARABÉNS RESSOAVA INSUPORTÁVEL EM SUA CABECINHA, TANTAS GULOSEIMAS FORAM SEQUER TOCADAS.

GOSTOU MESMO FOI DO SUPORTE QUE SUSTENTAVA E GIRAVA O BOLO EM FORMATO DE CIRCO.

É BEM VERDADE QUE O ANIVERSÁRIO DE UM ANO DE TODA CRIANÇA É MAIS PARA SUPRIR O DESEJO DOS PAIS. E OS PAIS DE TEO SE ESFORÇARAM AO MÁXIMO PARA FAZER A FESTA MAIS LINDA QUE PUDERAM!

FORAM MUITOS PRESENTES, DOS MAIS DIFERENTES TIPOS!

DEPOIS QUE A FESTA ACABOU, OS PAIS O LEVARAM PARA CASA PARA QUE PUDESSE DESCANSAR E COMER, JÁ QUE NÃO HAVIA PROVADO NADA.

O CHORO DE INCÔMODO PELO BARULHO AINDA DEMOROU UM POUCO A CESSAR. PARECIA QUE TODAS AQUELAS VOZES AINDA RESSOAVAM NA CABEÇA DELE.

O BANHO NÃO FOI DIFERENTE DOS ANTERIORES: SEMPRE IRRITADO, SEMPRE INQUIETO, SEMPRE DEMANDANDO ATENÇÃO E CUIDADOS ESPECIAIS.

COM MUITO CUSTO, E A MÃE JÁ APRENDERA UM POUCO A LIDAR COM ISSO, TEO FOI SE ACALMANDO E PEGOU NO SONO. SONO QUE DUROU NÃO MAIS QUE QUATRO HORAS; DALI A UM POUQUINHO, TEO JÁ ESTAVA A MIL POR HORA! NEM PARECIA CANSADO.

OS PAIS, EXAUSTOS, SE REVEZAVAM NOS CUIDADOS.

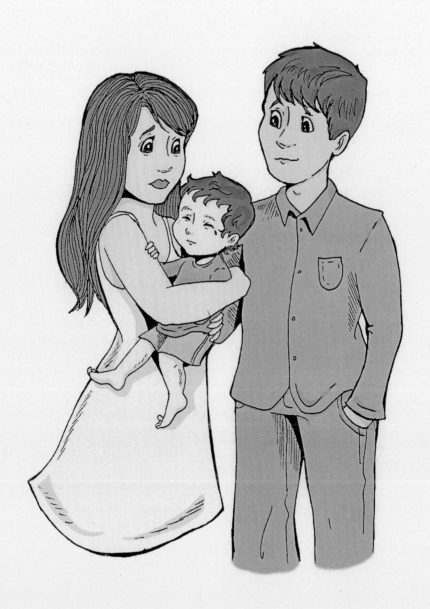

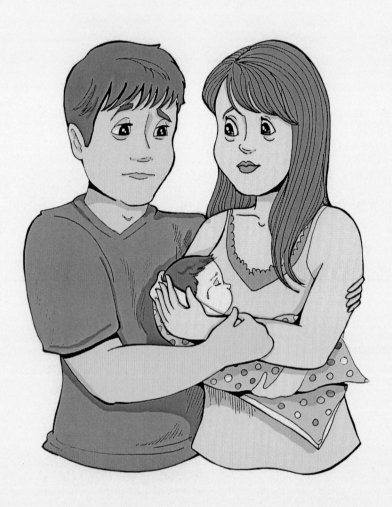

NO DIA SEGUINTE, APROVEITARAM O DOMINGO PARA ABRIR TODOS OS PRESENTES E BRINCAR COM TEO, QUE SEMPRE DEIXAVA SEUS BRINQUEDOS SUPERLEGAIS DE LADO PARA BRINCAR COM OS MAIS IMPROVÁVEIS OBJETOS: GRAVETOS E FOLHAS QUE ENCONTRAVA NO CHÃO, PEDAÇOS DE OBJETOS E TANTAS OUTRAS COISAS DIFÍCEIS DE IMAGINAR QUE ALGUÉM, NAQUELA IDADE, SE INTERESSARIA.

TANTOS BRINQUEDOS LEGAIS! TANTAS CORES! TANTOS SONS!

E TEO GOSTOU MESMO FOI DAS EMBALAGENS. JUNTOU TODAS E, COM A AJUDA DA MÃE, LEVOU PARA SEU QUARTO. O PAI E A MÃE NÃO ENTENDIAM. A MÃE SE PREOCUPAVA UM POUQUINHO MAIS A CADA DIA.

CHEGOU O NATAL E A FAMÍLIA IRIA SE REUNIR NA CASA DOS AVÓS MATERNOS, ONDE TAMBÉM ESTARIAM OS PRIMOS DE LONGE, QUE RARAMENTE SE VIAM.

DUAS TIAS DE TEO, QUE TAMBÉM TÊM FILHOS NA MESMA IDADE, ANINHA E FELIPE, FORAM. DUAS FOFURAS DE 1 ANINHO CADA UM!

A CASA VIROU UMA FESTA! TODOS FELIZES EM FAMÍLIA! O NATAL PROMETIA MUITAS ALEGRIAS, MAS TROUXE CONSIGO TAMBÉM MUITA PREOCUPAÇÃO PARA A MÃE DE TEO.

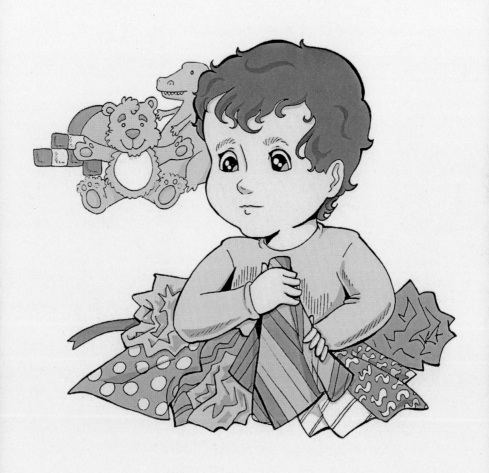

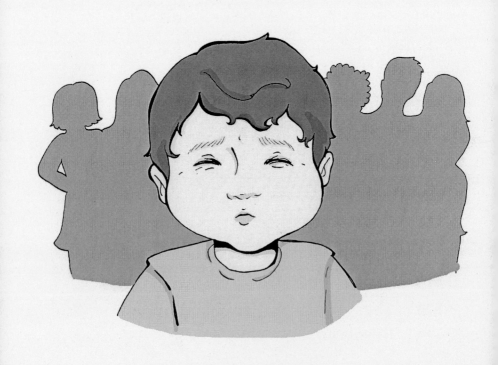

TEO CONTINUAVA IRRITADO. QUALQUER COISA O INCOMODAVA: O BARULHO DO LIQUIDIFICADOR, QUE NÃO PARAVA POR CONTA DAS GULOSEIMAS DE NATAL, AS RISADAS DAS PESSOAS, O ENTRA E SAI DE GENTE, OS PARENTES QUERENDO PEGÁ-LO... SUA MÃE JÁ ESTAVA CANSADA E UM TANTO ABORRECIDA, POIS VIA QUE SEUS PRIMINHOS DA MESMA IDADE SE COMPORTAVAM DE FORMA DIFERENTE. CONSEGUIAM SE DIVERTIR EM MEIO A TANTAS NOVIDADES, SEM DAR O TRABALHO QUE TEO DAVA. NÃO QUE SE IMPORTASSE COM AS NOITES INSONES, COM AS RESTRIÇÕES A LUGARES E PESSOAS, MAS ALGUMA COISA COMEÇAVA A DAR PISTAS DE QUE ALGO PODERIA ESTAR FORA DO LUGAR.

E, ASSIM, A MÃE DE TEO COMEÇOU A OBSERVAR AS OUTRAS CRIANÇAS COM A MESMA IDADE DELE E FICOU PREOCUPADA COM O QUE VIU.

TEO NÃO SE INTERESSAVA PELAS OUTRAS CRIANÇAS OU POR OUTRAS PESSOAS; PREFERIA ESTAR CONSIGO MESMO, IMERSO NUM MUNDO DE CRIAÇÕES LIMITADAS: O CARRINHO DE RODAS PARA O AR, A CORTINA MILIMETRICAMENTE COLOCADA NO VARAL, OS MOVIMENTOS GIRATÓRIOS DO VENTILADOR E DA MÁQUINA DE LAVAR.

ELA ACHAVA QUE TEO FALAVA POUCO POR SER MAIS SILENCIOSO, MAS SE DEU CONTA DE QUE SEU FILHO SE COMUNICAVA, DE FORMA GERAL, MUITO POUCO. ELE RARAMENTE TINHA PARA COM ELA E O PAI UM OLHAR INTENCIONAL, COM DEMONSTRAÇÃO DE AFETO OU EMOÇÃO. ANDAVA AINDA COM MEDO, ENQUANTO AS OUTRAS CRIANÇAS EXPLORAVAM TODOS OS AMBIENTES E OBJETOS.

ENQUANTO AS OUTRAS CRIANÇAS COMPREENDIAM BASTANTE O QUE AS OUTRAS PESSOAS DIZIAM, TEO PARECIA NÃO OUVIR E, MUITAS VEZES, SEUS PAIS PRECISAVAM REPETIR DE FORMAS DIFERENTES A MESMA FRASE OU PALAVRA.

TODO AQUELE SILÊNCIO SE TORNAVA ANGUSTIANTE PARA A MÃE DE TEO.

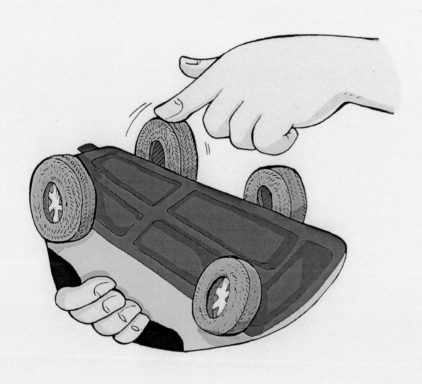

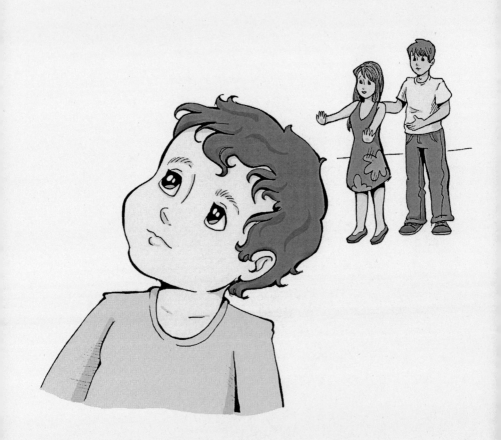

O TEMPO PASSAVA LENTAMENTE PARA TEO. ENQUANTO SEUS PRIMOS E AS OUTRAS CRIANÇAS DA MESMA FAIXA ETÁRIA MOSTRAVAM PROGRESSOS DIÁRIOS E VISÍVEIS, O PEQUENO TEO PARECIA CONGELADO NO TEMPO. AS EXPRESSÕES SEMPRE DISCRETAS, OS COMPORTAMENTOS SEMPRE DIFERENTES PARA O QUE ERA ESPERADO E AS DIFICULDADES NO SEU CUIDADO AUMENTAVAM CADA VEZ MAIS, A FAMÍLIA JÁ COMEÇAVA A SE DISTANCIAR, ACUSADA DE NEGLIGENCIAR CUIDADOS E EDUCAÇÃO A ELE.

OS PAIS FAZIAM DE TUDO PARA QUE ELE FICASSE BEM! EVITAVAM REUNIÕES E BARULHOS, COMIDAS DIFERENTES DAQUELAS QUE ELE ACEITAVA BEM, ROUPAS DE TECIDOS DIFERENTES... SEM PERCEBEREM ESTAVAM CRIANDO UM MUNDO PARALELO AO QUE TODOS VIVIAM APENAS PARA QUE O PEQUENO TEO CONSEGUISSE SER FELIZ, DENTRO DAS LIMITAÇÕES QUE ELES PRÓPRIOS COMEÇAVAM A RECONHECER.

TAMBÉM SE CULPAVAM, EM SILÊNCIO, POR TUDO AQUILO QUE NÃO CONSEGUIAM ENTENDER NEM RESOLVER. E SOFRIAM TAMBÉM EM SILÊNCIO.

ATÉ OS 4 ANOS, TEO VIVEU NO MUNDO LIMITADO DE SUA CASA, COM TODAS AS PECULIARIDADES QUE OS PAIS APRENDERAM A RESPEITAR E ACEITAR. MAS CHEGOU A HORA DE ELE IR PARA A ESCOLA. EM CASA, A MÃE NÃO CONSEGUIU ENSINAR O BÁSICO: CORES, FORMAS, LETRAS E NÚMEROS. ACHAVA QUE POR NÃO SER PROFESSORA ISSO NÃO ESTAVA SENDO POSSÍVEL.

E O PRIMEIRO DIA DE TEO NA ESCOLA FOI UM DIVISOR DE ÁGUAS NA VIDA DELE E NA DE SEUS PAIS. AGORA ERA IMPOSSÍVEL FECHAR OS OLHOS PARA TODAS AS DIFICULDADES QUE TEO ENFRENTAVA: OS MEDOS, O CHORO, A FALTA DE INTERAÇÃO, AS MANIAS. TUDO, ENFIM, COMEÇAVA A SE CONFIGURAR NUM CENÁRIO PREOCUPANTE, ASSUSTADOR E AINDA DESCONHECIDO.

AINDA NA PRIMEIRA SEMANA, A ESCOLA CHAMOU OS PAIS PARA UMA REUNIÃO, NA QUAL APRESENTARAM AS INABILIDADES DO FILHO, AS ETAPAS AINDA NÃO VENCIDAS PARA AQUELA IDADE E, PRINCIPALMENTE, A DIFICULDADE EM LIDAR COM ELE.

PAI E MÃE CHORARAM. A ESCOLA APOIOU A FAMÍLIA E ENCAMINHOU TEO PARA UMA AVALIAÇÃO COM ESPECIALISTAS.

A VIDA DE TODO MUNDO ESTAVA PRESTES A MUDAR. DE NOVO!

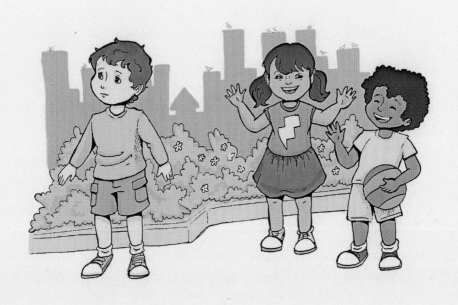

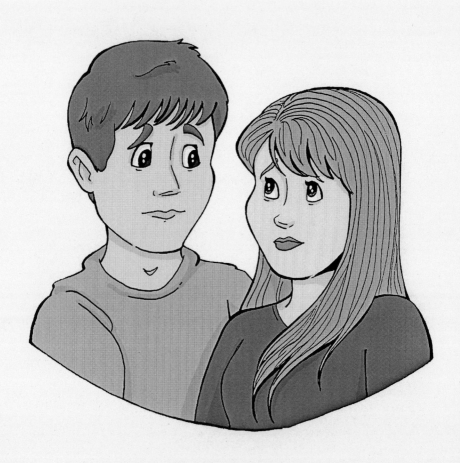

AGUARDAR O DIA DA PRIMEIRA CONSULTA FOI MUITO ANGUSTIANTE PARA OS PAIS. A ANSIEDADE E O MEDO ANDAVAM LADO A LADO COM A VONTADE DE SABER O QUE ACONTECIA COM TEO E COM A CORAGEM DE AJUDÁ-LO A SUPERAR TUDO AQUILO.

NÃO SABIAM O QUE ENCONTRARIAM NAQUELE CONSULTÓRIO, MAS ESTAVAM CERTOS DE QUE AS RESPOSTAS ÀS PERGUNTAS QUE JÁ NÃO SE CALAVAM MAIS ESTAVAM MUITO PRÓXIMAS DE SEREM ENCONTRADAS.

MAS AQUELE FOI UM DIA DIFÍCIL. TEO NÃO HAVIA DORMIDO BEM; SONO MUITO AGITADO. CHORAVA DESDE QUE ACORDOU DE UM BREVE COCHILO, NÃO QUIS COMER NADA, NEM MESMO AQUILO QUE SEMPRE PEDIA. FOI DIFÍCIL DAR-LHE O BANHO E AINDA MAIS VESTI-LO. A MUDANÇA NO TRAJETO O DEIXOU AINDA MAIS NERVOSO E AGITADO. A ESPERA NO CONSULTÓRIO, MESMO BREVE, FOI SUFICIENTE PARA PIORAR A SITUAÇÃO.

O PEQUENO TEO PARECIA TRANSTORNADO! PAI E MÃE NÃO CONSEGUIAM ACALENTÁ-LO. TODOS AO REDOR OBSERVAVAM ASSUSTADOS. AS OUTRAS CRIANÇAS COMEÇAVAM A CHORAR. A SECRETÁRIA, JÁ ACOSTUMADA COM A CENA, TENTOU INTERVIR LEVANDO AS OUTRAS CRIANÇAS, MAIS CALMAS, PARA O OUTRO LADO DO CORREDOR, PARA QUE PUDESSEM BRINCAR COM OS BRINQUEDOS QUE ESTAVAM NUMA CAIXA.

OS POUCOS MINUTOS PARECERAM UMA ETERNIDADE ATÉ QUE AQUELA PORTA SE ABRIU E SURGIU POR MEIO DELA AQUELA PESSOA QUE, PRIMEIRAMENTE, SE COLOCOU NA ALTURA DE TEO E PROCUROU SEUS OLHOS. ESTENDEU SUAS MÃOS EM DIREÇÃO A ELE E AGUARDOU CONTATO. NÃO DISSE UMA SÓ PALAVRA COM ELE. MAS AMBOS SE OLHARAM E, DEVAGAR, TEO PARECIA SE ACALMAR.

PAI E MÃE ESPERAVAM, EM PÉ, ATENTOS AO QUE ACONTECIA. NÃO INTERVIRAM. APENAS OBSERVARAM. E LEVOU-SE O TEMPO NECESSÁRIO PARA QUE TUDO ESTIVESSE SOB CONTROLE, COM TEO MAIS CALMO, JÁ SEM CHORAR. NESSA HORA, AQUELA PESSOA FOI NA DIREÇÃO DOS PAIS E, NUM ABRAÇO, ACOLHEU AQUELA FAMÍLIA AFLITA, CUJOS OLHOS E CORAÇÕES PROCURAVAM ALGUÉM QUE OS ENTENDESSE, ENTENDESSE TEO E AJUDASSE TODOS A SUPERAR TANTAS DIFICULDADES.

FINALMENTE ENTRARAM NO CONSULTÓRIO E COMEÇARAM A CONSULTA MAIS LONGA PELA QUAL JÁ TINHAM PASSADO. O TEMPO PARECIA TER CONGELADO. OS PAIS CONTAVAM EM DETALHES TUDO O QUE ACONTECEU NA VIDA DE TEO, ANTES MESMO DE ELE NASCER. ELA QUERIA SABER DE TUDO: A GESTAÇÃO, O NASCIMENTO, O SONO, A ALIMENTAÇÃO, O DESENVOLVIMENTO. ELA QUERIA OUVIR TUDO! E ENQUANTO OUVIA, SEUS OLHOS ACOMPANHAVAM CADA GESTO, MOVIMENTO E COMPORTAMENTO DE TEO.

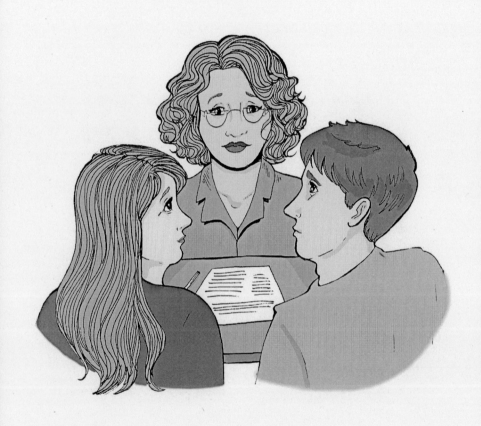

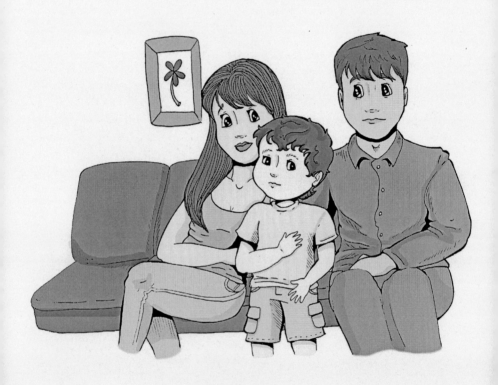

FINALIZADA AQUELA CONSULTA, OS PAIS SENTIRAM ATÉ UM ALÍVIO! HÁ TANTO TEMPO VENDO TUDO AQUILO ACONTECER E NINGUÉM SEQUER OS OUVIA.

FORAM PEDIDAS OUTRAS AVALIAÇÕES, MAS A HIPÓTESE ERA DE QUE TEO TIVESSE O TRANSTORNO DO ESPECTRO AUTISTA (TEA), UM TRANSTORNO AINDA DESCONHECIDO POR ELES, MAS JÁ ENVOLTO DE MUITA ANGÚSTIA PELO QUE VIRIA DALI PARA FRENTE.

MESMO ASSIM ESTAVAM DISPOSTOS A IREM ATÉ O FIM DAQUELA HISTÓRIA! PRECISAVAM COMPREENDER AQUELE SERZINHO QUE TINHAM EM CASA, QUE AMAVAM MAIS QUE TUDO, MAS QUE TAMBÉM PRECISAVA TANTO DE AJUDA.

DESCONFIAVAM QUE PASSARIAM AINDA POR MUITAS SITUAÇÕES, MAS ACEITARAM O QUE ESTIVESSE POR VIR!

APÓS TODOS OS DEMAIS ESPECIALISTAS AVALIAREM E APRESENTAREM SEUS PARECERES, TEO FOI REALMENTE DIAGNOSTICADO COM TEA. AGORA COMEÇAVAM A COMPREENDER TODAS AS CARACTERÍSTICAS QUE ELE APRESENTAVA. TODAS AS DIFICULDADES. TODAS AS CARACTERÍSTICAS.

INICIAVAM A JORNADA DO TRANSTORNO: O DIAGNÓSTICO, AS REABILITAÇÕES, AS ADAPTAÇÕES, O PRECONCEITO – ESTE ERA O MAIS DIFÍCIL DE COMPREENDER E LIDAR.

COMEÇARAM A SE INFORMAR E A SE PREPARAR DA FORMA CORRETA. CONVERSARAM COM OS FAMILIARES, COM OS AMIGOS E COM A ESCOLA A RESPEITO DO DIAGNÓSTICO, DAS CARACTERÍSTICAS E DIFICULDADES QUE TEO APRESENTAVA. SOBRE O FUTURO, DESEJAVAM APENAS QUE FOSSE MENOS CONTURBADO E MAIS AMENO.

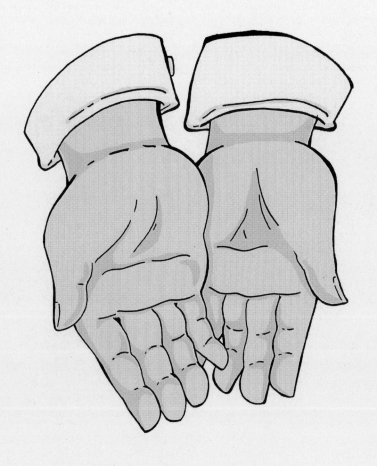

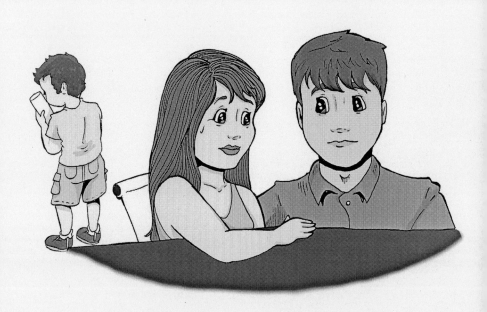

TODOS ESTAVAM DISPOSTOS A FAVORECER O DESENVOLVIMENTO DELE! TODOS QUERIAM, APENAS, QUE TEO FOSSE FELIZ! DESEJAVAM QUE SUAS DIFICULDADES E SUA "DIFERENÇA" NÃO FOSSEM UM EMPECILHO PARA SUA VIDA, QUE AS PESSOAS ABRISSEM SUAS MENTES E SEUS CORAÇÕES PARA A COOPERAÇÃO E A EMPATIA E QUE O MUNDO TIVESSE LUGAR PARA TODOS.

OS PAIS DESCOBRIRAM QUE A JORNADA SERIA LONGA, CHEIA DE OBSTÁCULOS, DÚVIDAS, MAS TAMBÉM DE VITÓRIAS. TUDO DENTRO DO TEMPO DE TEO. ESTAVAM DISPOSTOS A CAMINHAR COM O FILHO, SUPERANDO TODAS AS DIFICULDADES QUE SURGISSEM.

MUITO MAIOR QUE O PESO E O MEDO DO DIAGNÓSTICO ERA O AMOR DELES POR TEO. UM AMOR VERDADEIRO QUE NÃO SE DOBRA NEM SE OMITE DIANTE DAS SURPRESAS DA VIDA.

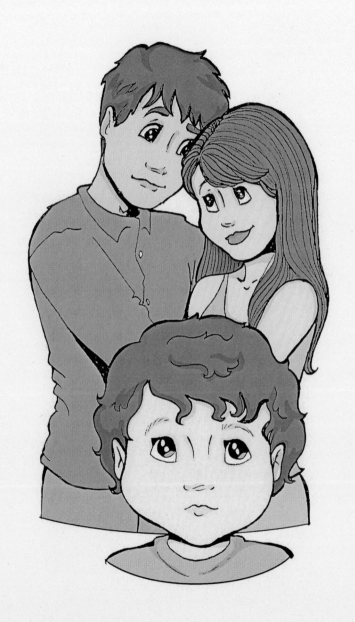

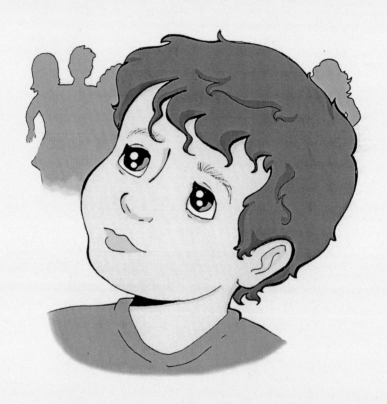

TEA

PERGUNTAS FREQUENTES SOBRE O TRANSTORNO DO ESPECTRO AUTISTA (TEA)

O DESENVOLVIMENTO INFANTIL

> A vida humana não tem só um nascimento, só uma infância, é feita de vários renascimentos, de várias infâncias.
>
> (Francesco Alberoni)

Podemos conceitualizar o desenvolvimento infantil como um processo interativo entre indivíduo e ambiente gerando continuidade e mudanças fenotípicas e, também, no curso da vida (Grisi, 2018; Papalia; Feldman, 2013; Beck, 2009). Neste sentido, o processo de desenvolvimento é permeado por maturação neurológica que influencia o comportamento, a cognição, a inserção social (por meio da aquisição de habilidades sociais) e aspectos socioafetivos da criança, sendo fundamental para a construção do sujeito na vida adulta.

O desenvolvimento está intimamente implicado na aquisição de habilidades e capacidades que determinarão a funcionalidade do indivíduo, sendo a infância, sobretudo, um período crítico para tal.

Tomando o desenvolvimento como um *continuum* na vida da pessoa, a influência de mecanismos biológicos, genéticos e ambientais toma importância crucial para a compreensão dos perfis abaixo do que se é esperado para determinada faixa etária, mesmo considerando a variabilidade entre os indivíduos.

Diversos autores e teorias convergem para o fato de que o desenvolvimento infantil é determinante na constituição do sujeito e que alterações naquele curso considerado "normal" trazem prejuízos de curto a longo prazo.

Ao considerarmos a existência de certo padrão no desenvolvimento humano, poderemos observar casos em que desvios das médias em questão trazem preocupação, interesse e necessidade tanto de avaliações quanto de intervenções visando, se não ao ajustamento, à adequação de determinada habilidade o mais próximo possível do esperado, considerando, principalmente, a autonomia e a independência da pessoa.

A maturação cerebral, com toda a sua neuroplasticidade, sobretudo nos dois primeiros anos de vida, é fator determinante para o desenvolvimento global. Justamente o período em que há tanto a formação e o estabelecimento de conexões quanto a aquisição de habilidades importantíssimas para o ser humano, tais como a fala, a comunicação e a interação social, o desenvolvimento neurológico é elemento de observação em seus períodos críticos.

Nesse período crítico do desenvolvimento, os primeiros 1.000 dias da criança, a formação da complexa rede neuronal, permitirão a aquisição de uma série de habilidades em diversas áreas na criança. Isso significa que alterações no curso tido como normal no desenvolvimento podem, no mínimo, retardar a aquisição das habilidades em questão e que muito provavelmente os prejuízos daí advindos acompanharão o sujeito por toda a vida.

Ao considerarmos o fato de que alterações no desenvolvimento neurológico trazem prejuízos no desenvolvimento global, a identificação de algum transtorno do neurodesenvolvimento pode esclarecer condições atípicas e nortear condutas de reabilitação.

Nesse sentido, tal como definido pelo Manual Diagnóstico e Estatístico de Transtornos Mentais – DSM-5 (American Psychiatric Association, 2014), os transtornos do neurodesenvolvimento se caracterizam por condições com início no período do desenvolvimento, antes do ingresso da criança na escola e com prejuízos no funcionamento pessoal, social, acadêmico ou profissional. A precocidade de tais intercorrências alerta para a necessidade da identificação precoce dos transtornos relacionados, a fim de favorecer estratégias de intervenção e reabilitação eficazes, considerando o período neurológico crítico para tal.

Entre os transtornos do neurodesenvolvimento, o TEA tem tido atenção especial devido à maior incidência atualmente, podendo estar correlacionada à melhoria dos instrumentos de avaliação, à maior capacitação dos especialistas e ao aumento de ocorrências dentro do espectro (Sociedade Brasileira de Pediatria, 2019).

Este livro tem o objetivo de auxiliar familiares e especialistas na compreensão do que representa o TEA, lembrando que, para além de sua complexidade, existe uma vida única, muito maior que o diagnóstico e que este deverá apenas servir para orientar as condutas dos especialistas em busca da melhor qualidade de vida possível.

A proposta é que ele se constitua num diálogo, por isso sua estruturação em forma de perguntas, uma forma de aproximar as pessoas.

Boa leitura a todos!

O QUE É O TEA?

O TEA é um transtorno do neurodesenvolvimento, o que significa que a criança já se desenvolve, no útero materno, com um cérebro estruturado e organizado de maneira "diferente", o que acarretará as alterações e dificuldades que observamos no decorrer de seu desenvolvimento.

O TEA é marcado por alterações do desenvolvimento neurológico, com características fundamentais que podem se manifestar em conjunto ou isoladamente, conforme os critérios do DSM-5 (American Psychiatric Association, 2014):

Quadro 1 – DSM-5: critérios diagnósticos do TEA

A Deficiências persistentes na comunicação e interação social:
1. limitação na reciprocidade social e emocional;
2. limitação nos comportamentos de comunicação não verbal utilizados para interação social;
3. limitação em iniciar, manter e entender relacionamentos, variando de dificuldades com adaptação de comportamento para se ajustar às diversas situações sociais.

B Padrões restritivos e repetitivos de comportamento, interesses ou atividades, manifestadas pelo menos por dois dos seguintes aspectos observados ou pela história clínica:
1. movimentos repetitivos e estereotipados no uso de objetos ou fala;
2. insistência nas mesmas coisas, aderência inflexível a rotinas ou padrões ritualísticos de comportamentos verbais e não verbais;
3. interesses restritos que são anormais na intensidade e foco;
4. hiper ou hiporreatividade a estímulos sensoriais do ambiente.

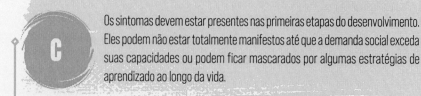

C — Os sintomas devem estar presentes nas primeiras etapas do desenvolvimento. Eles podem não estar totalmente manifestos até que a demanda social exceda suas capacidades ou podem ficar mascarados por algumas estratégias de aprendizado ao longo da vida.

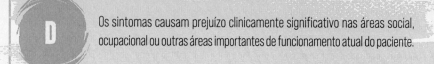

D — Os sintomas causam prejuízo clinicamente significativo nas áreas social, ocupacional ou outras áreas importantes de funcionamento atual do paciente.

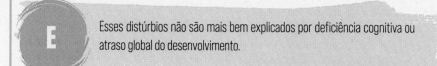

E — Esses distúrbios não são mais bem explicados por deficiência cognitiva ou atraso global do desenvolvimento.

Fonte: elaborado com base em American Psychiatric Association (2014)

O TEA recebe o nome de espectro (*spectrum*) porque envolve situações e apresentações muito diferentes umas das outras, numa gradação que vai da mais leve à mais grave, o que determina os níveis de suporte necessários. Todas, porém, em menor ou maior grau, estão relacionadas com as dificuldades qualitativas de comunicação e de relacionamento social.

Déficits na comunicação social e na interação social e presença de padrões de comportamentos, interesses ou atividades repetitivos e restritos são os principais sinais do TEA, devendo estar presentes no desenvolvimento precoce e causar prejuízo em diversas áreas do funcionamento, respeitando os critérios para o diagnóstico diferencial para a deficiência intelectual (que pode ser comórbida ao TEA) ou a atraso global no desenvolvimento.

No espectro, o grau de gravidade varia de pessoas que apresentam um quadro leve e com total independência e discretas dificuldades de adaptação até aquelas que serão dependentes para as atividades de vida diárias (AVD) durante toda a vida.

Há uma grande heterogeneidade na apresentação fenotípica do TEA, tanto com relação à configuração quanto à severidade dos sintomas comportamentais (Geschwind, 2009).

Em termos de estatística, a prevalência vem se alterando ao longo dos anos: em 2000 tínhamos 1 criança diagnosticada com TEA para 1.150 nascidos; em 2008, 1 caso para 88 nascidos; em 2013, 1 caso para 68 nascidos; em 2018, projetou-se 1 caso a cada 44 nascidos vivos (CDC, 2021; Qian Li *et al.*, 2022; Salgado *et al.*, 2022). No Brasil, os dados apontam para uma prevalência de 1 caso a cada 160 nascidos (Paula *et al.*, 2011).

Embora o número de diagnósticos tenha aumentado, não podemos considerar o fato como uma epidemia: muitas crianças têm nascido com algum transtorno global do desenvolvimento (atualmente denominados de transtornos do neurodesenvolvimento pelo DSM-5), mas o fato também se deve à melhoria na formação dos especialistas e nos instrumentos utilizados para o diagnóstico, além da própria Reforma Psiquiátrica, que permitiu maior esclarecimento acerca dos quadros neurológicos e psiquiátricos (Salgado *et al.*, 2022; Schwartzmman, 2011).

O diagnóstico do TEA é essencialmente clínico, com base em sinais e sintomas, e leva em conta os critérios estabelecidos pelo DSM–5 (American Psychiatric Association, 2014 e pela Classificação de Transtornos Mentais e de Comportamento (CID-11) da Organização Mundial de Saúde (OMS) (World Health Organization, 2019).

Os sinais costumam estar presentes antes dos 3 anos de idade, sendo possível fazer o diagnóstico por volta dos 18 meses de idade, com a utilização de instrumentos validados associados à avaliação clínica. Vale ressaltar que para todos os casos é importante e necessário considerar o comprometimento e o histórico global do paciente.

Vale também frisar que nem todo atraso ou defasagem significam, necessariamente, um quadro de TEA. Sendo assim, consideramos os sinais como sendo de risco e não fechados em diagnósticos definitivos.

Entrelaçadas às avaliações necessárias e específicas, as intervenções terapêuticas dependem de um diagnóstico preciso e de qualidade, sujeito à prática e experiência do avaliador.

Como já vimos, os critérios diagnósticos baseiam-se em evidências contidas na CID-11 e no DSM-5. Nesse sentido, os instrumentos utilizados no processo de avaliação de uma criança com suspeita de TEA são validados para a população brasileira, a fim de auxiliar os especialistas no processo diagnóstico (Sociedade Brasileira de Pediatria, 2019; Constantino, 2020).

O Departamento de Pediatria do Desenvolvimento e Comportamento da Sociedade Brasileira de Pediatria recomenda aos pediatras e profissionais de saúde que trabalham com crianças da primeira infância o instrumento de triagem de indicadores do TEA, chamado *Modified Checklist for Autism in Toddlers* (M-CHAT) (Losapio; Ponde, 2008).

Como o TEA ainda é um transtorno cujas causas (teoria multifatorial do TEA) ainda são desconhecidas, muitas dúvidas cercam o dia a dia das pessoas com TEA e de suas famílias. Mas tão importante quanto descobrir a(s) causa(s) são o diagnóstico e as reabilitações, que devem acontecer o mais rapidamente possível, a fim de minimizar os efeitos do transtorno sobre o desenvolvimento global da criança, com repercussão em sua vida familiar e seu círculo social.

QUANDO APARECE O TEA?

A idade de aparecimento do TEA costuma se dar por volta dos 12 meses, quando as discrepâncias e diferenças chamam a atenção para os marcos do desenvolvimento, sobretudo para a fala, que geralmente se apresenta em atraso ou tardia (Figura 1). Vale a pena frisar que, como o TEA é um transtorno do neurodesenvolvimento, as pessoas já nascem com essa condição: seus cérebros percebem e processam os estímulos de forma diferente da de outras pessoas consideradas como típicas. Além disso, a fala é uma habilidade exclusiva da espécie humana, que se dá por imitação e que é expressivamente comprometida no TEA. A dificuldade na imitação também pode já indicar dificuldades na interação social, outra habilidade importante para o desenvolvimento humano e que se encontra defasada no TEA.

Quadro 2 – Sintomatologia de risco para TEA

IDADE DA CRIANÇA	DESENVOLVIMENTO NORMAL	SINAIS DE ALERTA
2 meses	Fixa o olhar; Reage ao som; Bebê se aconchega no colo dos pais e troca olhares (mamadas e trocas de fralda).	-

4 meses	Emite sons; Mostra interesse em olhar rostos de pessoas, respondendo com sorriso, vocalização ou choro; Retribui sorriso.	-
6 meses	Emite sons; Mostra interesse em olhar rostos de pessoas, respondendo com sorriso, vocalização ou choro; Retribui sorriso.	Poucas expressões faciais; Baixo contato ocular; Ausência de sorriso social; Pouco engajamento sociocomunicativo.
9 meses	Sorri e ri enquanto olha para as pessoas; Interage com sorrisos, feições amorosas e outras expressões; Brinca de esconde-achou; Duplica sílabas.	Não responde às tentativas de interação feitas pelos outros quando estes sorriem, fazem caretas ou sons; Não busca interação emitindo sons, caretas ou sorrisos; Imitação pouca ou ausente; Não balbucia "mamã/papa".

12 meses	Imita gestos como dar tchau e bater palmas; Responde ao chamado do nome; Faz sons como se fosse conversar com ela mesma.	Não balbucia nem se expressa como bebê; Não apresenta gestos convencionais (dar tchau); Não responde ao seu nome quando chamado; Não aponta para coisas no intuito de compartilhar atenção; Não segue com olhar algum gesto que outros lhe fazem; Ausência de atenção compartilhada.
15 meses	Troca com as pessoas muitos sorrisos, sons e gestos em uma sequência; Executa gestos a pedido; Fala uma palavra.	Não fala palavras que não sejam "mama/papa", nome de membros da família.
18 meses	Fala no mínimo 3 palavras; Reconhece claramente pessoas e partes do corpo quando nomeados; Faz brincadeiras simples de faz de conta.	Não fala palavras (que não sejam ecolalia); Não expressa o que quer.

24 meses	Brinca de faz de conta; Forma frase de duas palavras com sentido que não seja repetição; Gosta de estar com crianças da mesma idade e tem interesse em brincar conjuntamente; Procura por objetos familiares que estão fora do campo de visão quando perguntado.	Não fala frase com duas palavras que não seja repetição.
36 meses	Brincadeira simbólica com interpretação de personagens; Brinca com crianças da mesma idade expressando preferências; Encadeia pensamento e ação nas brincadeiras (exemplo: estou com sono, vou dormir etc.); Responde perguntas simples como "onde", "o quê"; Fala sobre interesses e sentimentos; Entende tempo passado e futuro.	Não busca, ou evita quando procurado, interação com outras crianças.

Qualquer perda de linguagem, capacidade de comunicação ou habilidade social já adquirida em qualquer idade.

Fonte: elaborado com base em Salgado *et al*. (2022)

Além da fala em atraso, é comum encontrarmos déficits na comunicação, verbal e não verbal, bem como linguagem atípica.

O TEA é um transtorno do neurodesenvolvimento e **não** um transtorno neurodegenerativo, ou seja, não é uma doença, nem tampouco uma condição que levará a pessoa à morte. É uma condição que acompanhará a pessoa por toda a sua vida, em menor ou maior grau, dependendo das comorbidades (doenças ou outros quadros associados ao TEA). Seus sinais precoces deveriam ser mais para a rápida identificação e orientação das reabilitações necessárias do que para condutas negacionistas e improdutivas diante de tamanha importância do transtorno.

Além das alterações na linguagem e no comportamento, regressões no desenvolvimento também podem surgir, tais como perda de habilidades após desenvolvimento típico (já adquiridas) ou perda de habilidades após desenvolvimento atípico. As regressões são sempre preocupantes e podem sinalizar outras comorbidades (quadros associados ao TEA). O acompanhamento contínuo é capaz de mapear essas e outras ocorrências. Assim, a observação da curva do desenvolvimento precisa ser levada a sério para que qualquer alteração, a menor possível, possa ser detectada tão logo se apresente.

QUAIS SÃO OS PRINCIPAIS SINAIS DO TEA?

A criança pode demonstrar sinais de autismo desde os primeiros meses de vida. O atraso para adquirir o sorriso social, demonstrar interesse em objetos sorrindo para eles e movimentando-se em vez de desinteresse ou pouco interesse pela face humana, o olhar não sustentado ou ausente, a preferência por dormir sozinho no berço e demonstrar irritabilidade quando ninado no colo, a ausência da ansiedade de separação e indiferença quando os pais e/ou cuidadores se ausentam, atrasos significativos na fala, entre muitos outros podem ser sinais precoces que indicam que o desenvolvimento precisa ser avaliado e que há a necessidade de estimulação precoce focada na socialização, linguagem e comportamento dessa criança (veja novamente o quadro 2).

Caso a criança apresente algum desses sinais, converse com o pediatra e busque ajuda especializada, a fim de favorecer ao máximo seu desenvolvimento. Contudo, vale lembrar que a presença de um ou alguns desses sinais não necessariamente conduz ao TEA. Temos outras condições cujos sinais também podem ser parecidos e muito facilmente confundidos com os de TEA, o que justifica a necessidade de uma avaliação de qualidade. Além disso, a intervenção precoce pode ajudar a criança mesmo que não se chegue ao diagnóstico em questão. A estimulação de uma criança que apresenta algum tipo de atraso no desenvolvimento é vista como positiva, havendo ou não diagnósticos específicos. Quaisquer atrasos devem ser identificados precocemente, como também rapidamente deve ser a criança conduzida à estimulação.

Embora tenhamos uma distribuição normal para os marcos do desenvolvimento, expresso em percentis, os casos precisam ser avaliados separadamente, visando ao diagnóstico precoce e ao bem-estar da criança (Brian; Bryson; Zwaigenbaum, 2015).

A Academia Americana de Pediatria recomenda que toda criança seja submetida a uma triagem para o TEA entre 18 e 24 meses de idade, o que pode ser feito pela aplicação do M-CHAT, mesmo naquelas que não estão sob suspeita diagnóstica de TEA ou outros transtornos, desvios e atrasos do desenvolvimento. O teste pode ser repetido em intervalos regulares de tempo ou quando houver dúvida. Contudo, por se tratar de um instrumento de triagem e não de diagnóstico, nem todas as crianças que pontuam no M-CHAT serão diagnosticadas com TEA, ou vice-versa. Os resultados podem apontar a existência de outros transtornos de desenvolvimento, por exemplo, aqueles relacionados à linguagem. Nos casos de escores positivos, ou de suspeita de atraso nos marcos do neurodesenvolvimento e na interação social, é fundamental o encaminhamento para avaliação especializada por médico (neuropediatra e/ou psiquiatra infantil) e equipe interdisciplinar (neuropsicólogo, fonoaudiólogo, terapeuta ocupacional, entre outros).

A estimulação precoce é fundamental, tanto para auxiliar o desenvolvimento cerebral da forma mais saudável possível quanto para esclarecer e dar apoio educativo aos pais e/ou cuidadores.

Maior atenção deve ser dada às crianças que ainda não frequentam a escola e que não têm irmãos, a critério de elemento de comparação do desenvolvimento. A máxima de que cada criança tem seu tempo também necessita de cuidado e coerência com os marcos do desenvolvimento esperados para a espécie humana. Além disso, atribuir tempo a uma habilidade já em atraso coloca a criança em situação de maior risco, sem a estimulação necessária.

No Brasil, devido à sua extensão territorial e discrepância socioeconômica, a identificação precoce dos sinais, bem como o diagnóstico e as intervenções precoces variam de forma significativa, estando sujeitos ao acesso ou não a especialistas. Contudo, as sociedades e entidades ligadas à saúde preconizam a identificação dos sinais de atraso no desenvolvimento, avaliação e intervenção precoces. Além disso, a caderneta de vacinação, fornecida ao nascimento da criança, traz informações importantes sobre o nascimento, bem como orientações para o acompanhamento do desenvolvimento da criança (Brasil, 2022).

    A prática clínica mostra que a intervenção precoce, mesmo quando se trabalha com hipóteses diagnósticas, traz benefícios para a criança, otimizando seu tempo e qualidade de vida.

O QUE CAUSA O TEA?

Atualmente, parece haver consenso de que o TEA é um transtorno do neurodesenvolvimento de base biológica, embora sua patogênese ainda não seja totalmente compreendida. Além disso, existem fatores de risco para o desenvolvimento que podem favorecer o aparecimento do TEA (Salgado *et al.*, 2022).

Considera-se que sua etiologia seja multifatorial, com participação de componentes genéticos e ambientais. No primeiro componente estariam as alterações no desenvolvimento cerebral, mais especificamente na conectividade neural (Maenner *et al.*, 2021; Boddaert *et al.*, 2009), o que afetaria o desenvolvimento da linguagem (sobretudo a comunicação social) e marcaria os interesses restritos e os comportamentos repetitivos. Neste caso, as alterações corticais seriam resultantes da diferenciação neuronal anormal durante o desenvolvimento pré-natal (Bauman; Kemper, 2003). Ainda sob a perspectiva genética, estudos apontam para aumento da prevalência entre irmãos, alta concordância em gêmeos monozigóticos, além do risco aumentado de TEA com aumento de parentesco (Sandin *et al.*, 2014; Miller *et al.*, 2019; Muhle; Trentacoste; Rapin, 2004; Hallmayer *et al.*, 2011; Robinson; Neale; Hyman, 2015; Rosenberg *et al.*, 2009; Lichtenstein *et al.*, 2010; Colvert *et al.*, 2015; Sandin *et al.*, 2017; Hansen *et al.*, 2019) com porcentagem crescente entre os graus de parentesco.

A idade parental avançada também parece ter relação com o TEA na medida das mutações espontâneas de novo e/ou alterações na impressão genética (Mazina *et al.*, 2015).

Pesquisa realizada com dois milhões de indivíduos em cinco países diferentes mostrou que de 1% a 3% dos indivíduos autistas adquiriram o espectro a partir de causas ambientais, como a exposição a agentes intrauterinos (traumas durante a gestação, drogas e infecção). Nesse estudo ficou evidenciado que 97% a 99% dos casos de autismo tem explicação genética, sendo 81% deles hereditários (Watanabe; Masuda, 2019).

Até o momento não temos uma etiologia única que explique o fenômeno TEA, o que costuma trazer muita angústia para as famílias, uma vez que a ocorrência de um caso na família parece aumentar as chances de nova ocorrência, conforme exposto (casos *de novo*).

Além disso, precisamos considerar a ocorrência do TEA com outras condições médicas (síndrome do X frágil, encefalopatia neonatal/encefalopatia epiléptica/ espasmo infantil, paralisia cerebral, síndrome de Down; entre outras), bem como secundária a alguma outra condição (complexo de esclerose tuberosa, síndrome de duplicação do cromossomo 15q11-q13, síndrome de Angelman, entre outras) (Richards *et al.*, 2015; Bolton *et al.*, 2001; Battaglia *et al.*, 2010). Em todos os casos dizemos haver uma comorbidade, ou seja, mais de um quadro ou condição que afeta o desenvolvimento global da criança, com características sobrepostas, o que pode refletir diretamente na gravidade do TEA.

EXISTEM MEDICAMENTOS ESPECÍFICOS PARA O TEA?

O TEA não é doença, por isso não há uma substância e/ou medicamento que "trate" dele especificamente. Como costumam acontecer comorbidades, os fármacos utilizados, até o momento, visam minimizar os efeitos das comorbidades sobre o TEA.

Assim, os medicamentos utilizados pela Medicina visam, sobretudo, à atenuação de determinados sinais e sintomas que pioram os quadros de TEA e, assim, favorecem uma resposta melhor aliada às reabilitações não médicas.

Após o diagnóstico e esclarecido o nível de intensidade do transtorno (variando de independência a dependência total), alguns casos requerem intervenção medicamentosa. Assim, são usadas algumas classes farmacológicas, como os antipsicóticos atípicos (AAPs), os inibidores seletivos da recaptação de serotonina (ISRS), os antidepressivos, os estabilizadores de humor e os anticonvulsivantes. Apesar de não agirem diretamente nas causas do TEA, esses fármacos controlam as desordens comportamentais, melhorando a qualidade de vida e promovendo o convívio social dos pacientes (Leite; Meirelles; Milhomem, 2015).

O TEA TEM CURA?

Esta é outra questão que traz muito medo, dúvidas e angústia às famílias – se o TEA tem cura.

O TEA é uma condição permanente, a criança nasce com TEA e torna-se um adulto com TEA.

O TEA não tem cura por não se tratar de uma doença. Todos os "tratamentos" e intervenções (médicos e não médicos) objetivam minimizar o impacto deletério do TEA no desenvolvimento da pessoa, a fim de torná-la o mais independente possível, apesar das limitações variáveis de cada caso. Assim, é extremamente importante a realização de terapias e intervenções especializadas e dirigidas para ajudar no desenvolvimento da linguagem, da motricidade, das habilidades sociais e comportamentais e na estimulação intelectual.

Apesar do avanço que tivemos na virada deste século, no que diz respeito à compreensão do TEA, no gerenciamento do processo necessário viabilizando possibilidades melhores de vida para as pessoas acometidas, melhoria nos protocolos de avaliação, aperfeiçoamento dos especialistas etc., ainda precisamos lidar com o mais terrível inimigo do TEA, que é a inclusão social real dessas pessoas.

Embora já tenhamos legislações que visam à integralização real de pessoas com TEA na sociedade (Brasil, 1989; 1990; 2012), a própria diversidade do espectro traz dificuldades para que isso aconteça, além do fato de que, como o TEA não traz fenótipos de identificação como acontece em outras condições (como na síndrome de Down), ele ainda não é "visto" pela sociedade.

A busca pela "cura" possivelmente passa mais pela busca de aceitação e integralização da pessoa com TEA na sociedade do que por uma fórmula mágica que traga à "normalidade" aquilo que por muito tempo continuaremos tentando compreender.

Apoiada no conceito de normalidade, a própria sociedade, que se desdobra em campanhas de conscientização, acaba por criar ilhotas de segregação em torno do TEA.

Muito mais do que cura, precisamos, sim, estabelecer, compreender e aceitar a complexidade do TEA e readequar o que conhecemos até agora como sociedade, sob o risco de continuarmos nos atendo ao que é "diferente" sem mudarmos condutas, terapêuticas e pensamentos.

QUAL É A IMPORTÂNCIA DO DIAGNÓSTICO PRECOCE DO TEA?

Estudos demonstram que a identificação precoce dos sinais e dos sintomas de risco para o desenvolvimento do TEA é fundamental, pois quanto antes as terapêuticas forem iniciadas, melhores serão os resultados em termos de desenvolvimento global da pessoa (Reichow, 2012; Dawson *et al.*, 2010; Howlin *et al.*, 2009).

A própria Sociedade Brasileira de Pediatria (2019) já orienta que, diante da detecção de qualquer atraso, a estimulação precoce seja regra, sob o risco de perder períodos importantes e críticos para o desenvolvimento de habilidades fundamentais para a criança.

Na prática, enquanto temos visto especialistas se debruçando em estudos que favoreçam ainda mais os critérios e instrumentos de avaliação, além de terapêuticas mais estruturadas para atender às pessoas com TEA, ainda nos deparamos com condutas, felizmente individuais, que relutam em aceitar desde o atraso no desenvolvimento da criança até o diagnóstico de TEA.

O tempo que a criança perde sendo levada a especialistas que digam o que a família deseja ouvir é crítico. Por vezes temos casos em que o diagnóstico é negado até a adolescência, com prejuízos incalculáveis para a pessoa.

Considerando que no TEA o tempo é elemento fundamental, quanto mais tempo se perde sem procurar especialistas, com condutas inadequadas, com profissionais inexperientes e com propagandas enganosas, mais sombrio se torna o prognóstico, sobretudo quando nos lembramos que o desenvolvimento cerebral é intenso na infância e, se não for aproveitado, intervenções futuras poderão trazer respostas muito inferiores se comparadas àquelas que poderiam ter sido trabalhadas anteriormente.

Sob a prerrogativa de algumas famílias negarem a condição de suas crianças, vemos a demora do diagnóstico, a dificuldade em encontrar profissionais especializados, a baixa e lenta resposta às terapêuticas, a dificuldade na inserção escolar e social, bem como a dificuldade no manejo doméstico e familiar.

Desta forma, fica evidente a importância e a necessidade do diagnóstico precoce, aliado a terapêuticas estruturadas, além de políticas públicas efetivas que favoreçam aqueles que não podem ou não conseguem arcar com os custos da rede privada.

TODA PESSOA COM TEA É SUPERDOTADA OU MUITO INTELIGENTE?

O mito de que todo autista é muito inteligente e/ou superdotado é recorrente. Contudo, a literatura mostra que aproximadamente 60-70% das pessoas com TEA têm algum grau de deficiência intelectual, enquanto os indivíduos com TEA leve apresentam faixa normal de inteligência e apenas cerca de 10% dos indivíduos com autismo têm excelentes habilidades intelectuais para a sua idade (Brentani, et al., 2013). Ou seja, a premissa de que todo autista é superdotado não é verdadeira.

A experiência clínica também nos mostra que a maioria das pessoas com TEA tem algum déficit cognitivo. Mas as pessoas com TEA costumam apresentar hiperfocos ou alguma habilidade que facilmente pode ser confundida com superdotação pelos leigos e por especialistas com pouca experiência. Somente um profissional especializado e realmente experiente poderá fazer a diferenciação, a fim de conduzir o tratamento da melhor forma possível. E isso inclui a avaliação neuropsicológica para identificar o perfil cognitivo do paciente, bem como o mapeamento das comorbidades.

Do ponto de vista neuropsicológico, o TEA pode trazer alterações nas seguintes habilidades, o que requer intervenção específica: raciocínio verbal e compreensão social; raciocínio abstrato; formação de conceitos verbais; habilidades de integração; prejuízos de funções executivas (controle e autorregulação do comportamento).

Diagnósticos equivocados de altas habilidades (termo adequado e atualizado para superdotação) dificultam o acesso às intervenções realmente necessárias, além de colocarem um véu nos olhos dos familiares, que costumam se agarrar a isso e justificar as inadequações decorrentes do TEA.

Considerando a inteligência como a capacidade de compreender e resolver problemas e conflitos e de se adaptar a novas situações, temos no TEA grandes dificuldades para encontrar tal habilidade, da forma como a mídia explora o assunto.

As reabilitações trabalham incansavelmente para auxiliar as pessoas com TEA a encontrarem caminhos para a solução de problemas pessoais gerados pelo próprio transtorno, bem com formas de tornar-se o mais autônomo e independente possível, fator crítico nessa condição.

Assim, quando vemos hiperfocos sendo tratados como altas habilidades, temos um desserviço sendo prestado, atrasando o trabalho efetivo.

O comprometimento na abstração, típico nos casos de TEA, também é bastante limitante, tanto no que se refere à aquisição formal da aprendizagem quanto ao ajustamento social, momento de colocar em prática tudo o que foi (ou não!) trabalhado nas intervenções especializadas.

O perfil cognitivo deve ser cuidadosamente traçado considerando as características específicas da pessoa com TEA, bem como a pertinência e o ajustamento dos instrumentos existentes para tal. As informações referentes a ele deverão guiar as condutas dos especialistas, a escola, o ambiente familiar e, posteriormente, as condições de trabalho, haja vista a necessidade de se pensar na autonomia para autossustento na vida adulta, para aqueles casos em que essa possibilidade se configura.

EXISTE ALGUM TRATAMENTO OU ALGUMA METODOLOGIA 100% EFICAZ NO TRATAMENTO DO TEA?

Como o TEA se transformou em um "transtorno da moda", muitas "receitas" e oferta de "milagres" têm aparecido, o que exige cautela por parte dos profissionais envolvidos e, principalmente, por parte das famílias.

Sua complexidade limita, e muito, as terapêuticas de alcance, sobretudo se considerarmos os níveis moderado e grave, bem como o acesso a terapêuticas necessárias.

Atualmente, temos técnicas e métodos que auxiliam nas intervenções (ABA[1], TEACCH[2], Son-Rise, DIR[3] Floortime[4], Denver, reabilitação neuropsicológica, entre outros), mas cada pessoa reage de forma diferente a eles, o que desmistifica a eficácia de um sobre o outro. Contudo, aquelas metodologias embasadas na Terapia Comportamental (modelagem de comportamento, discriminação/generalização/extinção de comportamentos etc.) e nas terapias cognitivas (estimulação cognitiva) ainda são consideradas as mais eficientes.

Mais uma vez reforça-se a avaliação clínica detalhada como a melhor forma de identificar e mapear os pontos de atenção e favorecer elementos para a escolha terapêutica. Devemos sempre pensar que a pessoa é muito mais do que o conjunto de técnicas e que a técnica e/ou abordagem nuca pode limitar ainda mais as possibilidades de desenvolvimento.

---

[1] Aplicada Applied Behavior Analysis (em português, Análise do Comportamento).

[2] Treatment and Education of Autistic and related Communication-handicapped Children (em português, Tratamento e Educação para Autistas e Crianças com déficits relacionados à Comunicação).

[3] Developmental, Individual Difference, Relationship-based Model (em português, Modelo baseado no Desenvolvimento, nas Diferenças Individuais e no Relacionamento).

[4] Tradução: tempo de chão.

Há riscos reais em engessar pessoas em protocolos de replicação de técnicas, o que acontece em demasia estimulado pelos altos valores praticados no mercado, que têm atraído cada vez mais especialistas pouco ou nada capacitados, fato que também afeta aqueles que trabalham com seriedade e ética.

Precisamos ficar atentos aos "tratamentos" miraculosos e sem fundamentação científica comprovada. Devemos sempre nos lembrar da natureza biológica do TEA, no fato de ele modificar estruturas neurais do ponto de vista funcional, o que determina a eficácia ou não das intervenções realizadas.

Vale lembrar, mais uma vez, que não existem milagres quando falamos ou reabilitamos o TEA. Existe trabalho diário, dedicação, estudo, trabalho conjunto, presença familiar e amor ao que se faz. Se a preocupação atualmente é com diagnóstico e intervenção precoces, o futuro já preocupa no que se refere à inserção social de fato. Num país como o Brasil, onde as políticas públicas ainda são muito deficientes e não alcançam as especificidades, o futuro tende a continuar sendo incerto e preocupante.

Nesse sentido, é importante que as famílias procurem intervenções especializadas com comprovação científica e profissionais com boa formação e experiência clínica, visando ao futuro. As intervenções em Fonoaudiologia, Terapia Ocupacional, Psicologia, Neuropsicologia, entre outras, a depender da necessidade da criança, irão oferecer estímulos fundamentais para o desenvolvimento de novas habilidades, autonomia e integração da criança. Se hoje a preocupação é a criança que não fala, no futuro a falta de comunicação adequada poderá determinar a entrada ou não no mercado de trabalho; se hoje a preocupação é o comportamento agressivo da criança, no futuro a preocupação será sobre quem cuidará do adulto agressivo e sob quais condições.

Em termos de reabilitação, o olhar para o futuro deve ser diário, visto não conseguirmos prever em que condições a criança com TEA chegará à vida adulta.

DO QUE PRECISAMOS QUANDO SE TRATA DE TEA?

A prática clínica requer e exige maior rigor no treinamento de especialistas, além do abandono de pensamentos simplistas do tipo "é autista – não é autista". Além disso, precisamos admitir a necessidade de conciliar diagnóstico (sobretudo o precoce) às reabilitações específicas para cada caso, o que inclui o trabalho conjunto de áreas médicas e não médicas, escola e família.

As famílias precisam aceitar, estimular as crianças no seu dia a dia e buscar as terapias necessárias. As escolas precisam incluir (capacitar professores, fazer adaptações, oferecer apoio real). Os terapeutas precisam qualificar-se constante, fazer trocas com os outros especialistas e acreditar no potencial dessas crianças. Somente com essa integração e diálogo constantes entre a família, escola e especialistas poderemos ter um tratamento eficaz e o favorecimento do desenvolvimento global.

Se permanecermos absortos na fatalidade do TEA, deixaremos de criar rotas alternativas para a criança e para aqueles que convivem com ela.

Diagnósticos não são linhas de chegada. Na verdade, devem ser ponto de partida em busca de caminhos possíveis, visando à integralidade da pessoa e sua real inserção no mundo.

Já sabemos e conhecemos as limitações do TEA. Precisamos agora nos apropriar de sua complexidade, pensar "fora da caixa" e proporcionar reais condições de tratamento e acompanhamento, tanto para a criança quanto para sua família que também acaba à deriva nessa condição.

Subjugar as possibilidades de avanço, bem como determinar planos de intervenção fadados à limitação, apenas serve para mostrar o quanto ainda estamos longe de viver verdadeiramente a humanidade. Conseguir que essas crianças estejam dentro de salas de aula com crianças consideradas neurotípicas, por exemplo, não significa que tenhamos resolvido a questão da inclusão escolar. Longe disso! Existem milhares de situações em que a criança APENAS está em sala de aula.

E se partirmos da prerrogativa de que o SER é mais importante do que o TER ou o ESTAR, temos um longo caminho pela frente em busca de dignidade e vida de verdade para todos aqueles que carregam o peso e o estigma do diagnóstico de TEA.

TEA

UM OLHAR ALÉM DO TRANSTORNO DO ESPECTRO AUTISTA (TEA)

Ao longo de mais de 25 anos trabalhando com crianças com TEA, reconheço que ainda engatinhamos em termos de aceitação, terapêuticas e inclusão. Meu tempo na Associação de Pais e Amigos dos Excepcionais (APAE) de São João Del Rei (MG) e no consultório particular (hoje Centro AMA de Desenvolvimento, com uma proposta de integrar o sujeito apesar e além de seu diagnóstico) me levaram a procurar caminhos científicos e humanizados.

Diagnósticos, terapêuticas e farmacologia são fatias de um bolo no intricado e misterioso mundo do autismo. Um mundo que intriga, esgota, mas que também fascina. Compreender a singularidade e a complexidade do sujeito extrapola quaisquer manuais e/ou receitas "prontas" e amareladas pelo tempo.

Conheço de perto a angústia das famílias mesmo antes da finalização do processo diagnóstico até o medo do futuro, ainda mais incerto para pessoas com TEA, uma vez que estão ainda mais expostas à temporalidade e aos percalços do caminho.

Para aquelas famílias que de fato aceitam e amam seus filhos autistas, compreendo e sinto a complexidade do amor: amar além das dificuldades, do que não é necessariamente belo aos olhos dos outros, do que não segue o caminho que imaginávamos e/ou desejávamos. Embora tracemos planos para nós e para os que de nós vêm, os planos de Deus se sobressaem. Pouco adicionamos a espiritualidade no exercício de nossas profissões (e isso não tem a ver com partidarismos religiosos), pouco ou nada compreendemos das mudanças de planos que acontecem em nossas vidas. Atrevo-me a dizer que falta Deus na totalidade das nossas vidas.

Alguns podem estar se perguntando o motivo da citação da espiritualidade e de Deus num livro aparentemente técnico. A resposta está no que meus olhos viram e no que meu coração sentiu ao longo da minha carreira.

Somente Deus, uma força maior dentro de cada um de nós (a espiritualidade), pode sustentar o peso das frustrações, dos limites, das dificuldades e da exclusão. É Ele quem conduz a família, a criança e os especialistas.

Amor é preciso nesta jornada? Sim! Amor é fundamental na aceitação e na reabilitação das pessoas com TEA (sejam crianças, adolescentes, adultos ou idosos). Santo Agostinho já nos dizia que "a medida do amor é amar sem medida".

Deus é preciso neste e em todos os caminhos? Sim! Deus é fundamental no cotidiano de todos nós, sem exceções.

E no universo autista às vezes falta amor, às vezes falta Deus... E, acreditem, o caminho fica ainda mais árduo e difícil sem Ele. Não que seja fácil com Ele. Eu diria que é menos solitário. E solidão é uma característica que encontro infinitas vezes quando cuido de uma criança autista: a solidão da mãe que foi abandonada pelo pai após o diagnóstico, a solidão dos pais que se revezam nas infindáveis madrugadas para cuidar da criança, a solidão de uma professora que luta contra um sistema opressor e falsamente inclusivo, a solidão da própria criança que não reconhece seu lugar neste mundo.

E nesse sentido, a pior prisão não é a fatalidade do diagnóstico, ou a falta de políticas públicas eficazes, ou o olhar apiedado da sociedade, ou a falta de recursos para uma vida minimamente digna e humanizada. Eu diria que a pior prisão é o conjunto disso tudo com a ausência de Deus.

Diante do espectro representativo do TEA, conheço histórias felizes e histórias tristes. E o que determina a felicidade ou a tristeza nem sempre nos cabe ou está ao nosso alcance. Somos seres forjados na ilusão do perfeito: tudo precisa acontecer da forma como sonhamos ou planejamos. Construímos, ilusoriamente, um mundo perfeito nos esquecendo de que nada nesta vida, absolutamente nada, está ou é sob o nosso controle. E no mundo TEA isso fica ainda mais evidente. As dificuldades que surgem todos os dias nos confrontam com o que há de menos colorido nos sonhos que tivemos. Há também a culpa, a dor, a vergonha, o medo, o cansaço e tantas outras questões nas quais a solidão, às vezes, é o melhor abrigo.

Embora venhamos hasteando bandeiras em prol dos autistas, minha visão sobre o movimento é mais realista. Diariamente venço uma batalha silenciosa dentro do consultório, o que em nada infla meu ego, mas me dá a exata medida do que é o TEA dentro de cada lar. O romantismo apregoado pela mídia é ilusório. Lembro-me agora de um pai que me confessou uma vez, entre lágrimas e raiva (do sistema), que amava demais o filho, mas se pudesse escolher, escolheria aquele lindo menino de olhos azuis sem o TEA. E eu não o recrimino nem discrimino. Como pais queremos um mundo sem dificuldades, sem dor, sem obstáculos para os nossos filhos. Mas quando nos defrontamos com o TEA, tudo isso vem elevado à enésima potência e desconhecemos as projeções futuras. E isso é angustiante e também solitário.

À medida que a criança com TEA cresce, pode ficar cada vez mais longe alcançar o sonho que se sonhou. As limitações não nos são condescendentes.

Até mesmo naqueles casos felizes, a solidão, o medo e a rejeição assombram. Mas como podemos definir um caso de TEA como feliz? Muito particularmente definiria como uma possibilidade de vida além da dor (da dor dos sonhos frustrados, da dor do diagnóstico, da incerteza do futuro, da busca incansável de reestruturação da pessoa, da condição de também se tornar "um autista" devido à demanda familiar exaustiva).

Conheço gente feliz de verdade com sua criança que não fala, mas compreende tudo à sua volta, que consegue se adaptar a rotinas simples e ter uma vida razoavelmente "normal", que consegue comemorar a mais simples conquista de seu filho, que consegue rir junto com ele de coisas banais, que se emociona com as lições que aprende com o diferente!

E talvez esta seja a grande lição sob a roupagem do TEA: somos todos diferentes e precisamos nos amar verdadeiramente, apesar das limitações. John Ruskin nos diz que somente quando encontramos o amor é que descobrimos o que nos faltava na vida. E nos olhares aflitos de algumas famílias vejo esse amor em forma de uma criança com TEA. A eles não falta mais nada, pois o amor transborda! E não que seja fácil. Nunca é. Mas é reconhecidamente humano ser diferente e aprender a conviver com a diferença.

Stendhal, muito apropriadamente, nos fala que o amor é uma flor delicada e que é preciso ter coragem de ir colhê-la à beira de um precipício. E é assim mesmo que vivemos nossos dias com o TEA: à beira de um precipício de fortes emoções, de forças exauridas, de alegrias incontidas, de lutas perdidas e de esperança por dias melhores!

Hoje, quando olho para trás vejo o "espectro" de emoções e vivências que me acompanham durante todos esses anos. Existem coisas para as quais somos destinados e isso nada tem a ver com religiões e afins. Tem a ver com o propósito de cada um de nós neste mundo. Pode ser que a jornada seja muito tortuosa e cansativa para uns e nem tanto para outros. Mas nenhum de nós escapa daquilo para o que viemos. São as lições necessárias que precisamos aprender, com as ferramentas necessárias para cumprirmos a missão até o fim.

Receitas prontas? Não existem – embora existam aqueles que passam grande parte da vida ou ela toda a procurar respostas prontas e fórmulas mágicas. Mas vale lembrar que o caminho se faz ao caminhar.

Confesso que aprendi ao longo desta história, a da minha experiência com crianças com TEA, que somos muito mais do que cabe num compêndio científico e ainda mais do que acreditamos ser. Somos todos seres em evolução em busca de desenvolvimento. E, nesse sentido, Friedrich Nietzsche bem nos definiu: aquilo que se faz por amor está sempre além do bem e do mal.

Assim, desejo que pais e especialistas compreendam o diamante a ser lapidado diante de seus olhos e se entreguem de corpo e alma à missão de cuidar e amar das pessoas com TEA.

Paz e bem a todos!

REFERÊNCIAS

AMERICAN PSYCHIATRIC ASSOCIATION. *Manual Diagnóstico e Estatístico de Transtornos Mentais*: DSM 5. 5. ed. Tradução de Maria Inês Corrêa Nascimento et al. Porto Alegre: Artmed, 2014.

BATTAGLIA, A.; PARRINI, B.; TANCREDI, R. The behavioral phenotype of the idic (15) syndrome. *American Journal of Medical Genetics Part C*: Seminars in Medical Genetics, [s. l.], v. 154C, n. 4, p. 448-455, nov. 2010.

BAUMAN, M. L.; KEMPER, T. L. The neuropathology of the autism spectrum disorders: what have we learned? *Novartis Found Symp*, [s. l.], v. 251, p. 112-122, 2003.

BODDAERT, N. et al. MRI Findings in 77 Children with Non-Syndromic Autistic Disorder. *PLoS One*, [s. l.], v. 4, n. 2, e4415, p. 1-7, fev. 2009.

BOLTON, P. F. et al. The phenotypic manifestations of interstitial duplications of proximal 15q with special reference to the autistic spectrum disorders. *American Journal of Medical Genetics*, [s. l.], v. 105, n. 8, p. 675-685, 2001.

BRASIL. Lei nº 12.764, de 27 de dezembro de 2012. Institui a Política Nacional de Proteção dos Direitos da Pessoa com Transtorno do Espectro Autista; e altera o § 3º do art. 98 da Lei nº 8.112, de 11 de dezembro de 1990. *Diário Oficial da União*: seção 1, Brasília, DF, p. 2, 28 dez. 2012. Disponível em: https://www.planalto.gov.br/ccivil_03/_ato2011-2014/2012/lei/l12764.htm. Acesso em: 24 jan. 2024.

BRASIL. Lei nº 13.861, de 18 de julho de 2019. Altera a Lei nº 7.853, de 24 de outubro de 1989, para incluir as especificidades inerentes ao transtorno do espectro autista nos censos demográficos. *Diário Oficial da União*: seção 1, Brasília, DF, p. 1, 19 jul. 2019. Disponível em: https://www.planalto.gov.br/ccivil_03/_ato2019-2022/2019/lei/l13861.htm. Acesso em: 24 jan. 2024.

BRASIL. Lei nº 13.977, de 8 de janeiro de 2020. Altera a Lei nº 12.764, de 27 de dezembro de 2012 (Lei Berenice Piana), e a Lei nº 9.265, de 12 de fevereiro de 1996, para instituir a Carteira de Identificação da Pessoa com Transtorno do Espectro Autista (CIPTEA), e dá outras providências. *Diário Oficial da União*: seção 1, Brasília, DF, p. 1, 19 jan. 2020. Disponível em: https://www.planalto.gov.br/ccivil_03/_ato2019-2022/2020/lei/l13977.htm#:~:text=%C3%89%20criada%20a%20Carteira%20de,sa%C3%BAde%2C%20educa%C3%A7%C3%A3o%20e%20assist%C3%AAncia%20social. Acesso em: 24 jan. 2024.

BITTAR, Paula. Nova versão da Caderneta da Criança será enviada para todo o Brasil. *Ministério da Saúde*, [Brasília], 14 jan. 2022.

BRIAN, J. A.; BRYSON, S. E.; ZWAIGENBAUM. Autism spectrum disorder in infancy: developmental considerations in treatment targets. *Current Opinion in Neurology*, [s. l.], v. 28, n. 2, p. 117-123, 2015.

CENTERS FOR DISEASE CONTROL AND PREVENTION. Prevalence and Characteristics of Autism Spectrum Disorder Among Children Aged 8 Years — Autism and Developmental Disabilities Monitoring Network, 11 Sites, United States, 2018. *Surveillance Summaries*, Washington, v. 70, n. 11, p. 1-16, dez. 2021.

COLVERT, E. *et al*. Heritability of autism spectrum disorder in a UK population-based twin sample. *JAMA*, [s. l.], v. 72, n. 5, p. 415-423, 2015.

GESCHWIND, D. H. Avanços no autismo. *Revisão Anual de Medicina*, v. 60, n. 1, p. 367-380, 2009.

HALLMAYER, J. *et al*. Genetic heritability and shared environmental factors among twin pairs with autism. *Archives of General Psychiatry*, [s. l.], v. 68, n. 11, p. 1095-1102, 2011.

HANSEN, S. N. *et al*. Recurrence Risk of Autism in Siblings and Cousins: A Multinational, Population-Based Study. *Journal of the American Academy of Child and Adolescent Psychiatry*, [s. l.], v. 58, n. 9, p. 866-875, 2019.

LEITE, R.; MEIRELLES, L. M. A.; MILHOMEM, D. B. Medicamentos usados no tratamento psicoterapêutico de crianças autistas em Teresina – PI. *Boletim Informativo Geum*, Teresina, v. 6, n. 3, p. 91-97, jul./set. 2015.

LICHTENSTEIN, P. *et al*. The genetics of autism spectrum disorders and related neuropsychiatric disorders in childhood. *The American Journal of Psychiatric*, [s. l.], v. 167, n. 11, p. 1357-1363, nov. 2010.

LOSAPIO, M. F.; PONDE, M. P. Tradução para o português da escala M-CHAT para rastreamento precoce de autismo. *Revista de Psiquiatria do Rio Grande do Sul*, [s. l.], v. 30, n. 3, p. 221-229, 2008.

MAENNER, M. J. *et al*. Comparison of 2 Case Definitions for Ascertaining the Prevalence of Autism Spectrum Disorder Among 8-Year-Old Children. *American Journal of Epidemiology*, [s. l.], v. 190, n. 10, p. 2198-2207, 2021.

MAZINA, V. *et al*. Epigenetics of Autism-related Impairment: Copy Number Variation and Maternal Infection. *Journal of Developmental and Behavioral Pediatrics*, [s. l.], v. 36, n. 2, p. 61-67, fev./mar. 2015.

MILLER, M. *et al*. Sibling Recurrence Risk and Cross-aggregation of Attention-Deficit/Hyperactivity Disorder and Autism Spectrum Disorder. *JAMA*, [s. l.], v. 173, n. 2, p. 147-152, fev.2019.

MUHLE, R.; TRENTACOSTE, S. V.; RAPIN, I. The genetics of autism. *Pediatrics*, [s. l.], v. 113, n. 5, e472-486, 2004.

PAULA, C. S. *et al*. Prevalence of Pervasive Developmental. Disorder in Brazil: A pilot study. *Journal of Autism and Developmental Disorders*, [s. l.], v. 41, n. 12, p. 1738–1742, 2011. DOI: https://doi.org/10.1007/s10803-011-1200-6.

QIAN LI, M. M. *et al*. Prevalence of Autism Spectrum Disorder Among Children and Adolescents in the United States From 2019 to 2020. *JAMA*, [s. l.], v. 176, n. 9, p. 943-945, 2022. DOI:10.1001/jamapediatrics.2022.1846.

RICHARDS, C. *et al*. Prevalence of autism spectrum disorder phenomenology in genetic disorders: a systematic review and meta-analysis. *Lancet Psychiatry*, [s. l.], v. 2, n. 10, p. 909-916, out. 2015.

ROBINSON, E. B.; NEALE, B. M.; HYMAN, S. E. Genetic research in autism spectrum disorders. *Current Opinion in Pediatrics*, [s. l.], v. 27, n. 6, p. 685-691, 2015.

ROSENBERG, R. E. *et al*. Characteristics and concordance of autism spectrum disorders among 277 twin pairs. *Archives of Pediatrics & Adolescent Medicine*, [s. l.], v. 163, n. 10, p. 907-914, out. 2009.

SALGADO, N. M. *et al*. Transtorno do Espectro Autista em Crianças: Uma Revisão Sistemática sobre o Aumento da Incidência e Diagnóstico. *Research, Society and Development*, v. 11, n. 13, p. e512111335748-e512111335748, dez. 2022. DOI: http://dx.doi.org/10.33448/rsd-v11i13.35748.

SANDIN, S. *et al*. The familial risk of autism. *JAMA*, [s. l.], v. 311, n. 17, p. 1770-1777, maio 2014.

SANDIN, S. *et al*. The Heritability of Autism Spectrum Disorder. *JAMA*, [s. l.], v. 318, n. 12, p. 1182-1184, set. 2017.

SOCIEDADE BRASILEIRA DE PEDIATRIA. Transtorno do Espectro do Autismo. *Manual de Orientação*, [s. l.], n. 5, abr. 2019. Disponível em: https://www.sbp.com.br/fileadmin/user_upload/Ped._Desenvolvimento_-_21775b--MO_-_Transtorno_do_Espectro_do_Autismo.pdf. Acesso em: 24 jan. 2024.

WORLD HEALTH ORGANIZATION. *ICD-11*: Implementation or transition guide. Geneva: WHO, 2019.

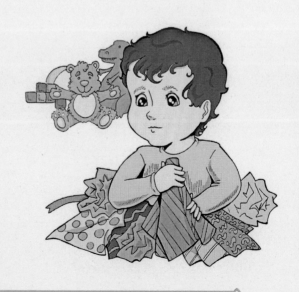